名医百家谈 健脑

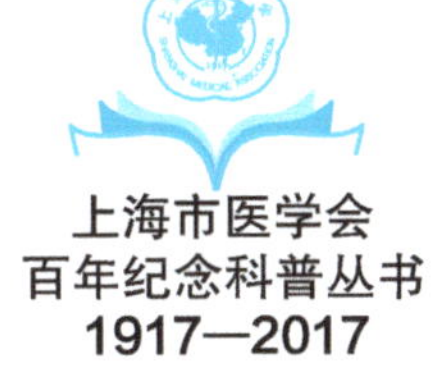

上海市医学会
百年纪念科普丛书
1917—2017

上海市医学会
上海市医学会神经内科专科分会　组编

上海科学技术出版社

图书在版编目(CIP)数据

名医百家谈：健脑/上海市医学会，上海市医学会神经
内科专科分会组编. —上海：上海科学技术出版社，2017.11
（上海市医学会百年纪念科普丛书）
ISBN 978 - 7 - 5478 - 3703 - 0

Ⅰ.①名… Ⅱ.①上…②上… Ⅲ.①脑—保健—基本知识
Ⅳ.①R161.1

中国版本图书馆 CIP 数据核字(2017)第 217739 号

名医百家谈　健脑
上海市医学会
上海市医学会神经内科专科分会　　组编

上海世纪出版(集团)有限公司
上海 科 学 技 术 出 版 社　出版、发行
(上海钦州南路 71 号　邮政编码 200235　www. sstp. cn)

字数：180 千　　　　　　印张 12.5
2017 年 11 月第 1 版　2017 年 11 月第 1 次印刷
ISBN 978 - 7 - 5478 - 3703 - 0/R·1444
定价：30.00 元

内容提要

全书分为三大部分。

第一部分"读经典"，精选了神经内科领域知名专家撰写的经典科普文章。这些专家以极其通俗的语言，带领读者探索神经内科这门深奥、神秘而与大众健康息息相关的学科。这部分内容的权威性、科学性毋庸置疑，所以主编称之为"专业"的科普读物。

第二部分"问名医"，由神经内科的一线专家总结了头晕头痛、脑血管病、认知障碍、帕金森病、癫痫、神经肌病等临床诊疗中，患者或患者家属常常问到的问题。专家们对这些问题一一做了解答，是对患者和家属而言相当实用的诊疗、保健指南。

第三部分"微辞典"，用一两句话简要地解释了神经疾病的常见专业名词。这个章节专为初步接触神经内科领域的读者贴心设计，按照"病名""专科症状""专科检查""常用药物和治疗"等划分，读者可以方便地查找对自己来说犹如天书或者一知半解的专业名词。

本书内容既有改编自杂志、报纸、电视、广播、公众号等媒体的既往佳作，又有根据神经内科专科现状和大众需求所撰写的最新作品。为既反映上海市医学会及神经内科专科分会的发展历程，又反映当今时代观念和技术的进步，所有入选的文章均经过编委会专家审核，并根据现状加以改编。

总 序

上海市医学会成立于 1917 年 4 月 2 日,迄今已有 100 年的悠久历史。成立之初以"中华医学会上海支会"命名,1932 年改称"中华医学会上海分会",1991 年正式更名为"上海市医学会"并沿用至今。

百年风雨,世纪沧桑,从成立之初仅 13 人的医学社团组织,发展至今已拥有 288 家单位会员、22 000 余名个人会员,设有 92 个专科分会和 4 个工作委员会,成为社会信誉高、发展能力强、服务水平好、内部管理规范的现代科技社团,获评上海市社团局"5A 级社会组织"、上海市科协"五星级学会"。

穿越百年历史长河,上海市医学会始终凝聚着全市广大医学科技工作者,充分发挥人才荟萃、智力密集、信息畅通、科技创新的优势,在每一个特定的历史时期,在每一次突发的公共卫生事件应急救援中,均很好地体现了学会的引领带动作用。近年来,在"凝聚、开放、服务、创新"精神的指引下,学会不忘初心,与时俱进,取得了骄人的成绩。

2016 年,习近平总书记在"全国卫生与健康大会"上发表重要讲话,指出"没有全民健康就没有全面小康",强调把人民健康放在优先发展的战略地位。中共中央、国务院印发的《"健康中国 2030"规划纲要》明确了"共建共享、全民健康"是建设健康中国的战略主题,要求"普及健康生活、加强健康教育、提高全民健康素养",要推进全民健康生活方式行动,要建立健全健康促进与教育体系,提高健康教育服务能力,普及健康科学知识等。上海市医学会秉承健康科普教育的优良传统,认真践行社会责任,组织动员广大医学专家积极投身医学科普创作与宣传教育。

近年来,学会重点推出了"健康方向盘"系列科普活动、"架起彩虹桥"系列医教帮扶活动和"上海市青年医学科普能力大赛"三项科普品牌。通过科普讲座、咨询义诊、广播影视媒体宣传以及推送科普文章或出版科普读物等多形式、多渠道,把最前沿的医学知识转化成普通百姓需求的健康科普知识,社会反响良好。配合学会百年华诞纪念活动,其间重点推出了百场科普巡讲活动和百位名医科普咨询活动。上海市医学会以其卓有成效的科普宣教工作受到社会各界好评,荣获上海市科委颁发的"上海科普教育创新奖-科普贡献奖(组织)二等奖"、中华医学会"优秀医学科普单位"和"全国青年医学科普能力大赛优秀组织奖",成为上海市科协"推进公民科学素质"百家示范单位之一。

为纪念上海市医学会成立 100 周年,同时将《"健康中国 2030"规划纲要》精神进一步落到实处,我们集中上海医学界的学术领袖和科普精英编著出版这套科普丛书,为大众提供系统的医学科普知识以及权威的疾病防治指南,为"共建共享、全民健康"的健康中国建设添砖加瓦。在这套丛书里,读者既可以"读经典"——呈现《再造"中国手"》等丰碑之作,重温医学大家叱咤医坛的光辉岁月,也可以"问名医"——每本书约有 100 名当代名医答疑解惑,解决现实中的医疗、健康困扰。既可以通过《全科医生,你家的朋友》佳作,找到你的家庭医生,切实地感受国家医疗体制改革的努力给大众带来的健康保障;也可以领略《从"削足适履"到"量身定制"——医学 3D 打印技术》《手术治疗糖尿病的疗效如何》等医学前沿信息,感受现代医学科技进步带来的福音。

经典丰满的内容,来源于团结奋进、齐心协力的编写团队。这套丛书涉及上海市医学会所属的 50 余个专科分会,编委达 2 000 余名,参与编写者近 5 000 人,堪称上海市医学会史上规模最大的一次集体科普创作。我相信,每一位参与科普丛书的编写者都将为在这场百年盛典中留下手迹,并将这些健康科普知识传播给社会大众而引以为荣。

在此,我谨代表上海市医学会,向所有积极参与学会科普丛书编著的专科分会编委会及学会工作人员,向关注并携手致力于医学科普事业发展的上海科学技术出版社表示衷心的感谢!

源梦百年、聚力同行,传承不朽、再铸辉煌。愿上海市医学会薪火不熄,祝万千家庭健康幸福!

上海市医学会　徐建光　会长

2017 年 5 月

前 言

这是一本"专业"的神经内科疾病科普读物。

随着社会的快速发展，医学也发生着日新月异的变化。神经内科的疾病谱、诊疗观念也在不断更新中。10年前的医学知识，从现代医生专业角度来看，很多都已经落伍。互联网上虽然能够搜索到一些疾病知识，但是很多太碎片化或者太专业化，让非医学人士难以理解；也有很多专业性不强，无法提供最准确的疾病概念。因此，一本"专业"的科普读物，为读者提供通俗易懂的、较为系统的医学知识是很有必要的。

基于这个出发点，我们邀请了上海市医学会神经内科专科分会的一些专家，从临床角度出发，系统编写了这本给非医学人士读的科普书。目的是解答常见的疑惑，提供较权威的疾病预防和诊疗知识。

本书分为三部分，每部分各有侧重点和特色。第一部分"读经典"系列中，精选了一些知名专家写的关于神经内科疾病的经典科普文章。其中，大部分已经在各种媒体上发表过。第二部分为"问名医"系列，多位专家总结了患者或患者家属常常问到的一些问题，并对这些问题一一做了解答。第三部分为"微辞典"系列，用一两句话简要地解释了神经疾病的常见专业名词。相信读者朋友们阅读本书会有一些收获。

感谢上海科学技术出版社编辑们一丝不苟的工作；感谢各位专家，在繁重的医教研工作之余，抽出时间参与本书的编写；感谢上海市医学会神经内科专科分会不遗余力地支持本书的出版工作，让本书终于能够及时与读者朋友们见面。

2017年正值上海市医学会成立百年，谨以本书献给上海市医学会，愿上海市医学会越办越好，愿上海的医疗工作者工作越来越顺利！

鉴于篇幅、时间和水平所限，本书无法面面俱到地谈及神经系统疾病的知识，在编写中也难免有纰漏，望读者朋友们能够不吝指正。

上海交通大学医学院附属仁济医院神经内科主任

上海市医学会神经内科专科分会主任委员

管阳太

2017 年 11 月

CHAPTER TWO
问名医

2

认|知|障|碍 …… 104

CHAPTER THREE
微辞典

3

专│科│症│状 ……………………………………………… 168

CHAPTER ONE

读经典

一、献给偏头痛患者们

到底什么是"偏头痛"？神经内科门急诊经常可碰到这种患者，反复在工作劳累或情绪紧张后出现头痛，表现为太阳穴部位剧烈的疼痛，像血管搏动的感觉，伴有恶心、呕吐、畏光、畏声，休息后头痛会缓解，有时发作前可以有闪光、暗点、视物模糊甚至变形等先兆，通常做头颅 CT 没有阳性发现。这类患者，很多是偏头痛。

偏头痛是一种临床常见的慢性神经血管性疾病，首次发病多在青春期。女性发病率高于男性，发作频率不定。偏头痛的病因尚未明确，但诱发因素有很多，例如月经、酒精、焦虑、睡眠紊乱、疲劳以及某些食物和药物的服用都可以诱发头痛，部分患者有家族史。随着年龄的增长，大多数偏头痛患者发作次数会越来越少，否则就需要到神经科专科门诊或头痛专病门诊就诊。虽然偏头痛作为发作性的疾病一般不会引起其他疾病，但是有些疾病在发病过程中，也会有偏头痛的表现，这时候就需要进一步的鉴别诊断了，例如伴皮质下梗死和白质脑病的常染色体显性遗传性脑血管病、线粒体脑肌病伴高乳酸血症和卒中样发作，或者一些继发性头痛等。

偏头痛的治疗，分为急性发作期治疗与预防性治疗两方面。急性发作期治疗的目的是尽快缓解患者的头痛，减少伴随症状，如恶心、呕吐、畏光或畏声，因为这些症状会造成劳动能力丧失或下降。发作期应该让患者保持安静，消除精神上的恐惧感，安置在避光的房间里，避免焦虑和紧张，让患者保持适度的睡眠等。目前急性期药物分为非特异性和特异性两类，非特异性药物有解热镇痛剂或非类固醇消炎药物，特异性药物有麦角衍生物类或曲普坦类药物等。偏头痛预防性治疗的目标是降低偏头痛的发作频率、严重程度，缩短发作的持续时间，增加急性发作时对终止发作治疗的反应等。如果出现头痛发作次数每周大于2次，频繁发作导致劳动力丧失和药物摄入过量，急性药物治疗失败或出现副作用等情况，都可考虑用预防药物治疗。预防性药物的选择有 β 受体阻滞剂、三环类抗抑郁药、抗癫痫药物、钙离子通道阻滞剂等，可以针对不同患者选择使用不同类型的药物。偏头痛目前还没有根除的方法。患者自身需要注意避免危险因素，同时正确使用急性发作和慢性预防的药物。改善生活方式是降低偏头痛发作频率的有效手段。

给偏头痛患者的饮食建议：偏头痛患者在饮食上要避免饮酒，尤其是红酒；避免含有酪胺的奶酪；避免亚硝酸盐；避免含有苯乙胺的巧克力；避免含有谷氨酸钠(味精)的食品；避免使用口服避孕药和血管扩张剂。

不少女性朋友表示自己常在经期前后头痛，其实这就是月经相关性偏头痛，指女性在月经期偏头痛样的头痛发作。这类头痛发作可能与体内雌激素和孕激素的水平相关，通常有较强的家族遗传倾向。在治疗上首选非甾体类止痛药，例如复方对乙酰氨基酚片（Ⅱ）(散利痛)、布洛芬等。同时在经期要避免劳累、饮酒、睡眠不足以及情绪波动。

偏头痛患者，止痛药吃还是不吃，是个问题……

有偏头痛的人，几乎都吃过止痛药，也都听说过"老吃止痛药不好"。那么到底吃不吃？如果遇到头痛难忍的紧急情况，是可以吃止痛药的，但要注意以下几点。

(1) 首先建议大家到专科医生那里咨询后再使用止痛药物。临床上常用布洛芬、散利痛等止痛药物治疗。

(2) 不宜长期过量使用止痛药物。因为过量使用止痛药物也可能引起头痛。通常来说，一天只能吃 1～2 次，一次只能吃一片，不要连续吃止痛药超过 3 天。

(3) 急性偏头痛发作时，头痛的程度一般是逐渐加重的。如果头痛已经加重了，这时服用止痛药物，不仅肠胃吸收不好，而且因为偏头痛常伴有恶心、呕吐，药物可能还未消化就被吐出来，根本起不到止痛作用。因此，止痛药的服药时间应该选在头痛刚刚开始时，或者感觉头痛即将发生时。

（管阳太）

○ 摘编自"上海发布"微信订阅号 2016 年 10 月 23 日

── 专家简介 ──

管阳太

管阳太，博士，主任医师，教授，博士生导师，上海交通大学医学院附属仁济医院神经内科主任。中华医学会神经病学分会常委，中国卒中学会理事，上海市医学会神经内科专科分会主任委员，上海市突出贡献专家协会理事，上海市医师协会神经内科医师分会副会长，上海市中西医结合学会神经科专业委员会候任主任委员等。对脑血管病、脱髓鞘性神经病和周围神经病等神经系统疾病的诊治具有丰富的经验。

二、这些人可能患有紧张性头痛

　　你是否有过这样的经历，早晨醒来或起床后不久出现头痛，有一种头部束带感和重压感，会逐渐加重或持续存在，但日常生活如走路、爬楼梯不加重疼痛，多年来未曾明显缓解。如果你明确地有过这种感受，那么你就"躺枪"了，你可能患有紧张性头痛！

　　紧张性头痛是原发性头痛最常见的类型，头痛部位主要位于额颞部、颈枕部。不同研究显示它在普通人群中的终身患病率达 30％～78％，对社会经济造成很大影响。根据国际头痛指南第 3 版(ICHD－3)，紧张性头痛大致可分为以下 4 种类型：偶发性紧张性头痛，发作小于每月 1 天；频发性紧张性头痛，发作超过每月 1 天(1～14 天)；慢性紧张性头痛，发作超过每月 15 天；可能的紧张性头痛。

　　紧张性头痛发病机制不明，较为认可的机制包括周围性机制和中枢性机制。①周围性机制：在研究中发现可能是外周痛觉感受器的敏感度提高，与正常人进行对比，致痛物质注入斜方肌，会加重紧张性头痛患者的症状，而正常人无明显异常。该机制在偶发性和频发性紧张性头痛中占主要地位。②中枢性机制：紧张性头痛被报道与情感纠纷和社会心理压力大有关，但因果关系不是很明确。压力和精神紧张是最常见的诱发因素，在慢性患者中，抑郁和焦虑的频率就会更高。该机制在慢性紧张性头痛中占主要地位。也有报道与颅周肌肉疾患、颅内血管痉挛相关。

　　对于紧张性头痛，我们要冷静、理性看待。偶发性紧张性头痛，几乎发生于所有人，对患者的影响很小，不需要引起太大关注；频发性紧张性头痛，不需要药物治疗，更多的是适当锻炼、转移注意力、调整心情。有研究报道中医针灸、推拿均有一定疗效。慢性紧张性头痛是一种高度致残性疾病，严重影响患者的生活质量，需要药物干预。由于发病机制不清，多给予较温和的非麻醉性止痛药加上适量肌松剂进行治疗，抗焦虑、抑郁药物根据病情应用。《Neurological Sciences (神经科学)》报道阿米替林治疗慢性紧张性头痛得到一致认可，《American journal of therapeutics(美国治疗杂志)》提出文拉法辛治疗抑郁伴有慢性疼痛的患者有良好的疗效，故也可以应用于焦虑、抑郁伴有慢性紧张性头痛患者。

　　紧张性头痛发病率较高,预防该病尤为重要:因该病可能与长期焦虑、神经紧张、社会心理压力大有关,故首先避免精神刺激,学会缓解压力,生活规律化,禁止烟、酒;头、颈肩部肌肉持续收缩亦可出现头痛,因而要养成良好的生活习惯,如长期伏案工作后注意放松头颈部肌肉,适当进行体育锻炼是非常必要的;同时对于长期慢性紧张性头痛患者,国际头痛指南研究小组(GDG)认为没有足够的证据建议慢性紧张性头痛的药物预防性治疗。

（王永刚）

—— 专家简介 ——

王永刚

　　王永刚,上海交通大学医学院附属仁济医院神经内科副主任医师,副教授,副研究员,博士,硕士生导师。擅长头痛与头晕的分型诊断与治疗,尤其是家族性偏头痛、难治性偏头痛以及药物成瘾偏头痛的戒断治疗。

三、焦虑与慢性头痛、头重、头晕的关系

神经内科门诊就诊患者中，头痛、头晕或者头上戴帽子紧缩感作为求医主诉的大约占1/3。这些患者中，有些是器质性疾病如脑血管病、炎症、肿瘤、高血压等，更多的是焦虑障碍的躯体化伴发症状。

谈到焦虑，我们都不陌生，生活在现实世界的人，总免不了焦虑。面对生存和发展，我们总会遇到包括生老病死在内的各种问题及形形色色的困难和挑战，甚至危险和灾难，这些都会让我们忧虑担心、紧张害怕、恐惧不安。例如，今天要去学校参加一场昨天才开始复习的考试，晚上要和自己恋爱的人约会，下周还要进行对于事业很重要的晋升考试……这些事情，或许仅仅想想就已经让自己紧张不已。不仅大人会焦虑，孩子也会焦虑；没钱会焦虑，有钱了也会焦虑；考不上大学焦虑，考上了，发不了文章、毕不了业同样焦虑；好不容易毕业了，结果找不到工作，还得焦虑……焦虑无处不在。升学、考试、求职、晋级等正面、负面需求无一不伴随着焦虑，焦虑无望又会抑郁，如矿难矿井下的落难者早期为求生而焦虑，最后因求生无望而抑郁。不仅人有焦虑、抑郁，动物也有焦虑、抑郁，这似乎是一个全民焦虑的时代。

弗洛伊德在其著作《精神分析导论》中这样写道："有一件事是肯定的，焦虑的问题是一个联结各种重要心理问题的枢纽，揭开它的谜底，必将为我们精神生活的各方面带来光明。"

什么是焦虑？焦虑是一种常见的情绪状态，它似乎是我们每天生活中不可缺少的一部分，时不时我们就会感觉到焦虑。简单来说，焦虑就是害怕、担心、恐惧、烦躁。动物的焦虑、抑郁也好，人的焦虑、抑郁也罢，初始都是一种生理性的情感反应，而不是病理反应，都不是我们临床意义上的焦虑性抑郁症。焦虑性抑郁症是病理状态，它以焦虑、抑郁反应为基础，当焦虑、抑郁反应呈持续状态，一般大于2周，就是我们所说的焦虑性抑郁症。正常的焦虑情绪是一种提高机体应激能力的自我防御机制，是一种"心理警告信号"；在威胁或引起焦虑的因素过去之后，焦虑也随之消失。对多数人来说，焦虑、抑郁反应会随时间推移而自行缓解，不能缓解则形成焦虑性抑郁症。焦虑障碍是最常见的精神障碍，是持续性的精神紧张或发作性的惊恐状态。

　　轻至中度的焦虑感有助于我们集中精神、发挥创造性，但是，严重的焦虑会导致人感到绝望、无助，极度担心和害怕。超出心理承受能力的焦虑就会对身体造成伤害，引发躯体症状和精神症状。

　　例如，当你过分焦虑，紧张到了无法将注意力集中到回答问题的程度时，将会导致你考试失败；在与人约会时，如果你过分紧张，汗流浃背、面红耳赤，甚至有一些头晕和反胃，那么你也许会想不起任何一件可谈的趣事以致搞砸了约会。

　　焦虑引发的躯体症状包括：发抖、震颤或麻痹；喉部不适及胸部胀满感；心悸、呼吸不畅；头昏、头晕；手心湿冷、汗多；心惊肉跳感；肌肉疼痛、绷紧感；极度疲劳、倦怠；睡眠障碍，包括入睡困难、睡眠维持困难及早醒。

　　焦虑伴发的精神症状包括：预感有一种迫在眉睫而且几乎是不可避免的危险；在身体上和精神上痛苦地感到无力为自己做任何事情；仿佛处在面临紧急情况时的紧张和警觉状态；忧虑地专注于自己的感受之中，从而妨碍了有效和有利的处理现实问题；陷于无法解决的怀疑之中，包括怀疑危险的性质、危险实际发生的可能性、减少或除去危险的最好客观方法以及自己在危险出现时有效利用这些方法的主观能力。

　　换句话说，当躯体症状和精神症状同时具备时，就是焦虑障碍了。焦虑障碍影响人们的交流和日常活动。通常，女性罹患焦虑症的概率是男性的 2 倍。焦虑障碍内容很广，包括广泛性焦虑、惊恐发作、恐惧症、强迫障碍以及创伤后应激障碍综合征。

　　综上所述，当躯体出现除了头痛、头晕之外的另外 3 种以上的不适时，很可能提示存在焦虑。就诊时，医生会询问相关病史并开具相应检查排除器质性疾病如脑血管病、颅内占位、小脑萎缩、甲状腺功能异常等，建议患者服用抗焦虑药物。有一点需要澄清，服药需要坚持至少 1 年，约半数患者需要长期服用。依从性不好，自行停药或者不规则服药，反而拖延时间，造成病情波动、反复就医，浪费大量时间和宝贵的医疗资源。

（王国栋）

── 专家简介 ──

王国栋

　　王国栋，上海市交通大学附属上海第一人民医院神经内科副主任医师。上海市医学会神经内科专科分会脑血管病学组委员。擅长脑血管病诊治，主攻急性缺血性脑卒中血管再通及影像学研究等。

四、为您揭示脑卒中的真相

脑卒中，或称中风、脑血管病，是一种具有高患病率、高发病率、高死亡率和高致残率的"四高"疾病。你是否听说过这些传闻：中风是老年人的专利，年轻人不会得中风，中风是遗传的……这些是真是假？作为上海脑卒中预防和救治服务体系的最初发起人之一，我想为你揭示脑卒中的真相！

真相一：年轻人也会得脑卒中

很多年轻人对脑卒中这个疾病存在一些认知上的误区，总认为这是老年人才会得的病，但实际上由于一些先天疾病或者长期不良生活习惯的存在，年轻人也可能得脑卒中。

患脑卒中的原因非常多，年轻人患脑卒中的危险因素除了高血压、酗酒、吸烟、夜生活过度、高脂肪饮食外，还有先天性脑血管畸形、代谢异常（如高同型半胱氨酸血症）、血液病、心脏疾病、先天性疾病、免疫系统疾病等。

我国 40 岁以上人群脑卒中主要危险因素的前六位分别为吸烟、血脂异常、高血压、明显超重或肥胖、糖尿病以及房颤或瓣膜性心脏病。纠正不健康的生活方式，以及积极查找原发病并治疗是年轻人远离脑卒中的关键。

真相二：绝大多数的脑卒中本身不会遗传

除了个别少见的遗传病因，如 *Notch 3* 基因突变引起的 CADASIL 病（常染色体显性遗传病合并皮质下梗死和白质脑病）具有脑卒中表现外，绝大多数的脑卒中本身不会遗传。

所以脑卒中可以有家族性，有家族史的发病风险高，但也不一定得病。

但当家族中有脑卒中患者时，建议敦促与患者血缘关系密切的亲属进行脑动脉粥样硬化危险因素的检查，并着手适当的防治，培养子女良好的生活、饮食习惯，避免不合理饮食、吸烟酗酒、缺乏运动锻炼、体重超标、精神焦虑或情绪抑郁等各种引起动脉粥样硬化的重要危险因素，这些对于预防和降低脑卒中的发生率和死亡率有所裨益。

真相三：脑卒中不是胖子和高血压人群的"专利"

高血压和肥胖是脑卒中的主要危险因素，血压越高，脑卒中风险越高。但它们并不是脑卒中唯一的危险因素，脑动脉硬化、血脂异常、动脉狭窄也是脑卒中的直接致病原因。脑动脉硬化患者由于脑血管管腔变得狭窄，以及其他一些危险因素存在，即使血压正常或偏低也同样会得脑卒中，只是发病的概率要比高血压患者少。

另外，一些高血压患者在得知血压高后，往往很着急，希望能很快将血压降下来，这种想法是错误的，血压降得过快、过低会使人感到头晕、乏力。那么血压一般控制在什么范围内合适？ 血压降低的目标因患者特点及合并症不同而有所差异。高血压患者应将血压控制在低于 140/90 毫米汞柱，合并糖尿病和肾脏病的患者降压目标以低于 130/80 毫米汞柱为宜。

但对于合并脑血管狭窄的高血压患者，为保持充足的脑部供血，应将血压维持在相对高一些的水平。脑血管狭窄程度较重时，如果猛然将血压降得过低，会使本来就已处于缺血状态的大脑缺血进一步加重，发生脑梗死。所以对高血压的治疗应根据患者的实际情况将血压控制在合理的水平。

为什么说瘦人也会有脑卒中风险呢？ 血脂异常分为原发性与继发性，原发性血脂异常与环境及遗传相关，继发性血脂异常则继发于其他疾病，如糖尿病、高血压、肾病综合征、甲状腺功能低下、慢性阻塞性肝病、胰腺炎等。因此，并不能说体型瘦的人没有血脂异常、动脉狭窄，也不能说没有脑卒中风险。

真相四：脑卒中前身体会有警告症状

脑卒中的临床表现以猝然昏扑，不省人事或突然发生口眼歪斜、半身不遂、智力障碍为主要特征。但是在典型症状出现前，患者会出现一些身体警告症状。

这里为大家推荐脑卒中快速识别"FAST"评估法。

F：face，脸——是否能够微笑？ 是否一侧面部乏力或麻木？

A：arm，手臂——能顺利举起双臂吗？ 是否一臂无力或无法抬起？

S：speech，语言——能流利对答吗？ 是否说话困难或言语含糊不清？

T：time，时间——如果前面三项有一项存在，请立即拨打急救电话 120。

通过"FAST"评估法，尽早识别自己或家人是否患有脑卒中，可及时救治脑卒中患者，提高生活质量。

（汪　昕）

○ 摘编自 2016 年"世界卒中日"科普视频

特别提醒

请大家记住——10月29日是世界脑卒中日，还要切记：剧烈头痛需重视，言语含糊嘴角歪，胳膊不抬奔医院。

--- 专家简介 ---

汪　昕

汪昕，教授，主任医师，复旦大学附属中山医院党委书记、副院长、神经内科主任，复旦大学神经病学系副主任。中华医学会神经病学分会常务委员，中华预防医学会卒中预防与控制专业委员会常务委员，中国卒中学会常务理事，脑血流与代谢分会主任委员，中国抗癫痫协会常务委员，上海市医学会神经内科专科分会名誉主任委员。

五、如何应对醒后脑卒中

缺血性脑卒中是很危险的一种疾病，目前在中国排在死亡原因的前两位。脑卒中的发病往往很突然，因此很容易引起人们的重视，并及时送往医院。但有时脑卒中发生在睡眠中，等到凌晨起床时才发现患者偏瘫、不能言语或者叫不醒了，这时应考虑可能发生了脑卒中。由于脑卒中的血管开通治疗往往有时间的要求，一般来讲，rt－PA 静脉溶栓要在发病后 4.5 小时内开始，动脉内取栓治疗要在发病后 6 小时内开始。那么，发病时间不明的"醒后脑卒中"该如何治疗？能不能接受静脉溶栓或动脉取栓等开通血管的治疗？

急诊室有这么一位患者，他在发病前一天晚上入睡时一切都好。但发病当日凌晨 2 点钟醒来发现左侧肢体无力，不能活动，言语含糊，家属赶紧送至急诊。急诊的头颅 CT 未见明显异常病变（急性缺血性脑卒中往往要在 48 小时后才在 CT 上显示病变）。因此，他又做了头颅磁共振（MRI）检查。

虽然患者的发病时间不明确，但根据患者磁共振结果，了解到这位患者发生了右侧大脑中动脉闭塞所导致的急性脑梗死，但当时该患者已经缺血坏死的脑组织面积并不大，但患者的侧支循环比较好，说明还存在可以挽救的脑组织。如果不及时开通闭塞的动脉，患者缺血坏死的组织范围会扩大，病情会进一步加重。

由于磁共振提供的信息可以弥补患者发病时间的不明确性，这时可以不依赖发病时间，决定给患者进行血管开通治疗。首先，这位患者进行了 rt－PA 静脉溶栓治疗，但溶栓后患者的症状未见明显好转，考虑患者闭塞的动脉没有得到有效的开通。随即进行了血管内微创介入取栓治疗，开通了闭塞的右侧大脑中动脉，取栓后患者的左侧肢体立刻能抬起来了。取栓手术仅仅用了 36 分钟。看到家属对治疗结果非常满意，医护人员的疲劳一扫而光。

目前,静脉溶栓和介入动脉取栓是治疗超早期急性脑梗死疗效确切的两种方法。取栓治疗作为最新技术更于 2016 年在国际上得到了肯定,已经写进国内外脑卒中急救治疗指南。但是,由于救治时间窗的限制,静脉溶栓和动脉取栓在中国脑卒中人群中运用的比例还极低。为此,我们采用了先进及时的 MRI 辅助技术,使得一部分经过"个体化选择"的"醒后卒中"等发病时间较长的患者得到合理的新技术救治,当然也明确地了解了哪些患者不适合上述两种治疗方法。由于救治时间窗的延长,得到有效治疗的患者比例将大大增加,安全性也大大增加。这种个体化的"精准"医疗模式将在临床中得到越来越广泛的应用。

(刘建仁)

○ 摘编自"上海九院脑卒中防治与宣教"公众号 2016 年 8 月 11 日

—— 专家简介 ——

刘建仁

刘建仁,主任医师,教授,博士生导师,上海交通大学医学院附属第九人民医院神经内科主任,上海交通大学医学院-中科院神经科学研究所联合脑疾病研究中心 PI、脑损伤研究组组长。对脑血管病和各类神经系统疾病具有丰富的临床经验,2000 年起在国内率先开展了脑血管病的介入治疗。曾在德国基尔大学和美国哈佛大学麻省总医院进修神经科学和脑血管病介入诊疗。

六、易被漏诊的"卒中后抑郁"

　　脑卒中除引起偏瘫、偏盲、失语等一系列神经系统定位体征外,病后患者的抑郁状态也是影响其康复的重要因素。卒中后抑郁是脑卒中常见的并发症之一,是与脑卒中事件相关的、临床表现为抑郁心境的情感障碍性疾病。卒中后抑郁作为常见的并发症,不仅影响患者生活质量,导致其出现种种不良的心境体验和躯体功能障碍,同时还影响患者神经及肢体活动功能的康复。有资料显示,卒中后抑郁患者的死亡率明显高于非卒中后抑郁患者。由于缺乏客观的检测指标和判断标准,且临床医生和家属常将更多的注意力集中在肢体及其他神经功能缺损的治疗上,对卒中后抑郁未引起足够重视,其临床漏诊率可高达75％。

　　病因:卒中后抑郁的病因至今仍不十分清楚,多数学者认为是由患者的人格、社会支持能力、卒中部位、认知功能、神经功能缺损程度、原有疾病史以及不良的家庭和心理等诸多因素共同作用而导致。在卒中后抑郁中有25％左右的患者发生在脑卒中急性期,即1个月之内;约有半数患者在脑卒中后半年内发病,这段时间是合并抑郁的高峰期;脑卒中后2年内为合并抑郁症的高危期。患者通常不表现为悲伤或失望,身体的不适可能是抑郁的潜在表现,这使得抑郁症状很难与器质性疾病引起的症状相鉴别。

　　表现:多数情况下,卒中后抑郁以一般的身体不适为首发症状,主要表现为乏力或困倦、无法解释的疼痛、胃肠道症状、头痛、失眠、眩晕、心悸、胸骨后灼痛、麻木、食欲缺乏和经前期综合征。失眠(尤其是早醒)为抑郁可靠和早期的表现。另伴有情绪和性格的变化,如情绪低落、情绪不稳、经常感到委屈想哭、语言减少、不爱与人交往、多疑。对以前喜欢做的事情不感兴趣,不愿意参加社交活动,经常闭门不出。对未来不抱希望,常常感到孤独、绝望、害怕和无助,经常自责,有时有自杀的念头。一般来说,患者身体不适和无法解释的体征越多,越可能是抑郁。

　　治疗:临床上治疗卒中后抑郁首选药物治疗,同时需要进行非药物治疗。在药物治疗方面考虑到患者伴有其他疾病和高龄,在疗程相近的情况下应选副作用小、不易中毒、对基础疾病影响小的药物。急性期积极控制症状,尽量达到临床痊愈,疗程6～8周。巩固期维持急性期有效药物的剂量,持续治疗4～6周。

首次发作者维持治疗 6～8 个月，必要时可酌情继续，但千万不可吃吃停停。一般认为首次复发应服药 1～3 年，复发者应终身服药。近年来，临床研究发现许多中药单体和复方制剂治疗该病具有显著疗效，尤其是能促进脑缺血后期神经功能的康复，改善脑卒后遗症。非药物治疗包括认知行为疗法，是通过解释使求治者改变认识、得到领悟而使症状得以减轻或消失，从而达到治病目的的一种心理治疗方法；同时可帮助患者寻找生活乐趣，如拜访朋友、听音乐、种花草等。

关怀：医护人员和家属要做到态度和蔼、语言亲切、耐心讲解相关疾病的知识及治疗效果，使患者尽快稳定情绪、消除恐惧，积极配合治疗及护理。多对患者进行鼓励，应细心观察其情绪变化，多与其接触和交谈，耐心倾听患者心声，引导患者将不良情绪向外发泄。努力满足患者的生理需要(舒适的环境、安静的睡眠、可口的饮食等)及心理社会需求(安全、自主、被尊重、归属与亲情等)也是减轻焦虑、抑郁情绪，提高生存质量的重要措施。

（吴　帅）

○ 摘编自《家庭用药》2009 年

—— 专家简介 ——

吴　帅

吴帅，复旦大学附属中山医院神经内科副主任医师，上海市医学会神经内科专科分会神经免疫学组秘书，上海免疫学会第十届理事会神经免疫专业委员会委员，全军神经病理及遗传学组专业委员会委员，中国老年医学学会认知障碍分会第一届委员会委员。以神经免疫性疾病和脑血管病为专业发展方向。

七、脑卒中患者的血脂该如何管理

众所周知,脑卒中包括出血性脑卒中和缺血性脑卒中,后者在临床上接近 2/3,指脑组织动脉局部供血突然减少或完全中断,致使局部脑组织出现损伤。这样的损伤无异于使人体的"司令部"处于非常危险的状态,后果非常严重。一旦出现脑卒中,患者中近 3/4 会出现肢体功能障碍,2/3 会出现认知功能障碍(其中半数会发展为痴呆),而且近半数出现卒中后抑郁,严重影响家庭生活。

所以一定要防止脑卒中复发,因为发生缺血性脑卒中后,再次发生脑梗死的危险将比普通人高 9 倍,研究表明:1 年内平均每 5 位脑梗患者就有 1 位再发脑梗,并且一旦再发,病情、后遗症及肢体残疾比首次更为严重。

我们该怎么办

生活方式要改善,有以下几点一定要注意。

(1) 体重达标是关键:管住自己的身体就是管住自己的健康,体重指数(BMI)[体重(千克)÷身高(米)^2] 应控制在 20.0～23.9 千克/米^2(≥24 千克/米^2 为超重,≥28 千克/米^2 为肥胖,不利于血脂控制);腹部腰围男性应<90 厘米,女性应<85 厘米。请赶紧对照一下自己的体重指数和腰围,没有达标的要赶紧重视起来。

(2) 饮食控制为重点:俗话说,民以食为天,但膳食一定要健康,特别脑卒中患者,不仅要定时、定量,而且应以低胆固醇饮食为主,减少或避免进食肥肉、猪油、动物脑及内脏等食物,多进食纤维素高的食品,如水果、蔬菜、全麦食品等。如果伴有高血压,饮食一定要清淡,每日盐的摄入量要严格控制在 6 克以下。

(3) 运动锻炼要跟上:生命在于运动,对于脑卒中患者来说,建议每周 1～3 次每次 30 分钟左右的中强度体育运动,达到出汗或心率明显增加的程度即可(如快走、健身脚踏车等)。当然如果运动不便,应在医疗保健专家的指导下进行系统的康复训练。有一点很关键,在开始任何一项锻炼计划前,一定要咨询医生,获得医生的专业意见才可以放心迈开腿,千万别疏忽。

(4) 戒烟限酒需切记:喜欢吸烟的朋友恐怕要和烟草说"拜拜"了,吸烟或酗酒都会大大增加脑梗死的发生风险,因此必须戒烟;当然酒精也不是什么好东西,建议戒酒,男性每天不超过 2 标准杯(相当于 16～24 克纯酒精),非妊娠期女性每天不超过 1 标准杯(相当于 8～12 克纯酒精),妊娠期的妈妈相信你们也不会贸然饮酒的。

(5) 健康心态早建立:笑一笑十年少,常与家人、朋友沟通,多微笑,患了脑卒中不可怕,快乐面对现状,避免焦虑情绪,同时减少生活压力,积极调整心态。

(6) 出院随访常坚持:任何事情都不是一劳永逸的,出院后不要忘了定期随访,这是预防脑卒中再发的关键;一旦出现脑卒中相关症状,应尽快就医并拨打 120 电话,刻不容缓。

血脂达标很重要

(1) 首先要弄清楚缺血性脑卒中(脑梗死)的重要原因:动脉粥样硬化斑块剥离,一旦发生就容易形成血栓堵塞脑血管。此类患者出院后斑块依然存在,像一个定时炸弹隐藏在血管内,可能再次破裂导致脑卒中复发。

(2) 是什么导致动脉粥样硬化? 让我们把矛头指向"坏"胆固醇(低密度脂蛋白胆固醇,LDL－C),它水平过高就会从血液中渗透到血管壁并不断沉积,成为越来越大的"饺子馅",血管壁内皮就像"饺子皮",被不断增大的"饺子馅"越撑越薄,一旦这个"饺子皮"破裂导致"饺子馅"流出形成血栓,就堵塞脑血管导致了脑卒中。

(3) 既然知道了"坏"胆固醇如此可恶,那我们就要想尽一切办法降低它。LDL－C 每降低 1 毫摩/升,可使脑梗死发生风险降低 21％,若降幅≥50％,可使脑梗死再发风险降低 37％。跟着指南走,活到九十九,最新欧美及中国指南均推荐:动脉粥样硬化引起的脑梗死或短暂性脑缺血发作患者,LDL－C 降幅应≥50％或 LDL－C<1.8 毫摩/升(70 毫克/毫升),这样才能获益最大,不应只看化验单上的箭头"↑";脑梗死或短暂性脑缺血发作患者,如血管检测有动脉粥样硬化证据,推荐使用他汀治疗。

(4) 降脂药物知多少? 是时候"亮剑"了,临床常用有 4 类调脂药物。他汀类:瑞舒伐他汀、阿托伐他汀、辛伐他汀、洛伐他汀、普伐他汀;贝特类:氯贝丁酯、吉非贝齐、苯扎贝特、非诺贝特;烟酸及其衍生物:烟酸、烟酸肌醇酯;其他降脂药物:不饱和脂肪酸、阴离子交换树脂、硫酸黏多糖类。它们都可以干预各种胆固醇和三酰甘油的吸收和代谢,当然这里面他汀类药物是最常用且最普遍的,作为一线调脂药物,他汀能有效降低"坏"胆固醇,而且能轻度升高"好"胆固醇(高密度脂蛋白胆固醇,HDL－C)。美国食品药品监督管理局(FDA)对不同剂量的多种他汀类药物进行了比较,仅有瑞舒伐他汀 20 毫克/天和阿托伐他汀 80 毫克/

天可降低 LDL－C 达 50％以上，可使动脉粥样硬化引起的脑梗患者达到降脂目标。有一点要特别留意，我国成人约有 10％患有乙肝，服用他汀类药物剂量不宜过大，应根据医生的随访要求定期检测肝功能与血肌酸激酶(CK)。

（5）他汀类药物需要服用多久？降脂可是持久战！高水平的"坏"胆固醇会长期存在，他汀类药物是"坏"胆固醇的清道夫，需要每天服用才能按时清除体内不断产生的过多的"坏"胆固醇；如果"坏"胆固醇降低到目标值 1.8 毫摩/升，或者降幅已经达到 50％以上，可根据医生建议尝试缓慢减少用药剂量，同时密切关注胆固醇水平波动。服用他汀类药物切忌私自盲目停药，一旦未按医嘱服药，"坏"胆固醇往往又恢复至较高水平，大大增加脑卒中再发的风险。长期坚持服用他汀类药物，不仅能够达到血脂改善的短期目标，而且能够大幅降低心脑血管疾病的发生率、死亡率。

防治脑卒中是一场攻坚战，更是一场持久战，管理好生活方式，正确合理地用药，双管齐下，方可保健康！

（韩　翔）

○ 摘编自《脑梗塞康复患教手册》、中国成人血脂异常防治指南（2016 年修订版）

── 专家简介 ──

韩　翔

韩翔，复旦大学附属华山医院神经内科副主任。中国卒中学会青年理事会副理事长，上海市医学会神经内科专科分会青年委员会副主任委员，上海市中西医结合学会神经病学分会常委，中国微循环学会周围血管疾病专业委员会颈动脉学组常务委员，中国卒中学会移动医疗分会委员。擅长常见与罕见脑血管病的诊治，尤其是脑小血管病认知损害、头颈动脉夹层、遗传性脑血管疾病及其他神经系统疾病的诊治。

八、不良的生活方式和脑卒中的关系

　　流行病学研究显示，生活方式和脑梗死有着很密切的关系。常见的不良生活方式包括吸烟、饮酒、不健康的饮食、肥胖和缺乏体力活动等。

吸烟

　　目前已证实，吸烟是脑梗死重要的独立危险因素。对于任何年龄阶段的群体，无论男性还是女性，吸烟都明显增加脑卒中的危险。与不吸烟的人相比，吸烟者患脑卒中的概率增加了 1 倍。并且戒烟后脑卒中的危险明显下降，有研究表明，戒烟 5 年后其脑卒中的危险可降至不吸烟者的水平。

　　吸烟可以加速动脉硬化的进程，除引起血管狭窄外，烟草中的尼古丁还会降低血液中的氧含量，增加心脏做功，并且吸烟者容易形成血栓，这些都增加吸烟者的脑卒中危险。

　　其实除脑卒中外，吸烟还引起其他健康问题。它导致包括心脏病、高血压、哮喘、肺病和肿瘤在内的多种重要疾病的发病风险的增加。吸烟不仅危害吸烟者本身，同时也影响其他和吸烟者同处一室的人的健康。现在，人们对这种被动吸烟，也就是二手烟的危害也越来越关注。据统计，暴露在二手烟的非吸烟者的心脏病发生风险增加 25％～30％，肺癌发生风险增加 20％～30％。

　　为了您和家人的健康从现在开始戒烟！虽然这并不意味着疾病不会发生，但它们的发生风险将大大降低。如果觉得戒烟困难，可以寻求一些有效的戒烟方法，比如联合应用尼古丁替代疗法、心理咨询、社会支持等。

饮酒

　　直到目前为止，科学家们对酒精与脑卒中的关系仍存在争议。但非常重要的一点就是饮酒的量决定其对脑卒中发病的影响。大量饮酒增加脑卒中的风险。研究发现，每天饮酒超过 2 个标准杯（1 个标准杯相当于 8～12 克纯酒精），使脑卒中的发病风险增加约 50％。而少量或中等量饮酒对脑卒中有保护作用，比如，每天饮酒 1～2 个当量可降低脑卒中的风险。经换算，男性每天较适宜的饮酒量为高度数白酒不超过 50 毫升（1 两，酒精含量＜25 克），啤酒不超过 640

毫升,葡萄酒不超过 200 毫升(女性饮酒量需减半),可能会减少心脑血管病的发生。

酒精的这种保护作用可能与它能增加高密度脂蛋白胆固醇(通常被称为"好"胆固醇)、减少血小板聚集、稀释血液防止血栓形成等有关。而大量饮酒可诱发高血压、高凝状态、脑血流减少和心房颤动。

鉴于酒精的复杂作用,中国卒中一级预防指南建议:不饮酒者不提倡用少量饮酒的方法来预防心脑血管疾病;饮酒者应适度,不要酗酒,男性每天饮酒的酒精含量不应超过 25 克,女性减半。

饮食和营养

研究显示饮食中的一些营养素和脑卒中的风险有关。多进食水果和蔬菜,有助于减少脑卒中事件,每月进食鱼类的人群脑梗死风险也更低。钠和钾的摄入多少,和脑卒中的发病有关,钠呈正相关,而钾呈负相关,这可能和两者对血压的影响有关。有研究显示,不限制能量的地中海饮食人群,脑卒中发病率较低,地中海饮食风格以蔬菜、水果、鱼类、五谷杂粮、豆类和橄榄油为主。研究发现这种摄入较少饱和脂肪酸的饮食方式可以减少患心脑血管疾病的风险,甚至减少痴呆的风险。

因此,推荐比较健康的饮食方式,例如种类多样化、多进食新鲜蔬菜水果、低脂饮食(一般指减少饱和脂肪酸的摄入),还有降低钠(食盐)摄入量,增加钾摄入量,少吃糖类和甜食等,都有助于降低脑卒中的风险。

肥胖

肥胖的定义是体重指数(BMI)＞28 千克/(米)^2。体重指数计算公式为:体重指数(BMI)＝体重(千克)÷身高(米)^2。体重过重不仅增加心脏的负荷,并且肥胖的人更易患高血脂、高血压和糖尿病,这些都增加了肥胖者的脑卒中危险。目前肥胖已被确定为心脑血管疾病和过早死亡的独立危险因素。例如一项研究显示,排除高血压、糖尿病和胆固醇水平的影响,男性缺血性脑卒中的发生率随着 BMI 的增大而逐渐增高。

我们常说的腹型肥胖是指脂肪在腹部堆积,腰围增加。2005 年,国际糖尿病联盟根据不同人群的情况,制定了不同的腹型肥胖诊断标准,中国人群被界定为男性腹围＞90 厘米,女性腹围＞85 厘米。研究显示,在所有种族中,腹型肥胖与缺血性脑卒中均呈显著且独立的相关性。在我国腹型肥胖的问题更明显,也更受关注。

虽然目前还没有直接的数据证实减肥能减少脑卒中的复发，但减肥可显著改善血压、空腹血糖、血脂，因此建议肥胖和超重者减轻体重，以降低脑卒中风险。肥胖和超重者可通过健康的生活方式、良好的饮食习惯、增加体力活动等措施减轻体重。

缺乏体力活动

体力活动对降低高血压、糖尿病、高血脂等多种心脑血管病的危险因素都有益处。研究表明，体力活动有助于降低不同性别、种族和年龄层次人群的脑卒中危险。最近的一项研究表明，每周锻炼 5 次或 5 次以上能降低脑卒中的风险。通过体育锻炼、改变生活方式，还可减少降压药物、降糖药物的剂量或提高治疗效果。

中国卒中一级预防指南建议：应采用适合自己的体力活动来降低脑卒中的危险性，中老年人和高血压患者进行体力活动之前，应考虑进行心脏应激检查，全方位考虑患者的运动限度，个体化制订运动方案。成年人(部分高龄和身体因病不适合运动者除外)每周至少有 5 天，每天 30～45 分钟的体力活动(如快走、慢跑、骑自行车或其他有氧代谢运动等)。

（耿介立）

○ 摘编自《老年人脑卒中 100 问》

── 专家简介 ──

耿介立

耿介立，上海交通大学医学院附属仁济医院神经内科副主任医师。中国卒中学会青年理事会理事，上海市医学会脑电图及临床神经电生理专业委员会委员，上海市医学会神经内科专科分会青年委员。主要从事脑血管疾病和癫痫研究。

九、面对中风，我们怎么办

中风又叫脑卒中，是急性脑血管疾病的统称，包括缺血性脑卒中（脑梗死）和出血性脑卒中（脑出血），是危害人类健康的三大杀手之一。在所有疾病中，脑卒中发病率高，致残率更是高居第一，脑卒中一旦发病，再发率很高，预后也更差。据统计，脑卒中每年新发病例 250 万，每年死于该病的患者达 150 万。在世界范围内，脑卒中是仅次于缺血性心脏病的第二大死亡原因，在中国，脑卒中已经成为第一大死亡原因。因此，了解脑卒中、认识脑卒中、正确处理、合理预防，对减少脑卒中发病，改善脑卒中预后，提高生活质量都具有非常重要的意义。

当发生不适时，首先要判断是否为脑卒中。可以按照眼、口、手、脚的先后顺序进行观察。突然发生：安静或活动时均可突然发病，如干活、用力大便时，发病可以无先兆。眼部症状：单眼或双眼视力丧失或模糊、双眼向一侧注视、有视物旋转感。口部症状：口角歪斜、口齿不清、语言理解困难、一侧头面部感觉异常。一侧肢体（伴或不伴面部）无力、笨拙、沉重或麻木。如果伴有既往少见的严重头痛、呕吐，或伴有意识障碍、肢体抽搐，尤其需要当心脑卒中发作。

一旦发现自己或他人发生脑卒中后，应立即令患者卧床休息，保证呼吸道通畅，切记不要惊慌，保持镇静，不要随意拖拽患者。有条件时及时通知周围人或家人，尽快拨打"120"急救电话，选择脑血管病专业医院就诊。脑梗死最佳治疗时机是发病 4.5 小时内，不能因等待自我好转而错过了最佳治疗时间窗。在没有确定诊断之前，不要给患者随意用药，因为某些药物的使用可能影响到患者的后续治疗。

脑卒中虽然可怕，但我们可以通过对危险因素进行干预来降低脑卒中的危险。脑卒中的危险因素可分为不可干预性和可干预性两大类。不可干预性因素包括年龄、性别、种族和遗传因素；可干预性因素包括高血压、糖尿病、心脏病、血脂异常、高同型半胱氨酸血症、短暂脑缺血发作、吸烟、酗酒、肥胖、情绪激动、特殊服药史等，这些因素是预防脑卒中发作主要针对的目标。

保持健康的生活的方式

不良的生活习惯，包括吸烟、饮酒无度，饮食偏咸、油腻，肥胖，多坐少动，心情压抑,不懂得及时缓解压力等因素,都容易使我们患上高血压、心脏病、胆固醇增高、动脉粥样硬化、糖尿病等具有脑卒中危险因素的疾病。因此,我们应该从源头加以控制。①戒烟限酒:避免主动吸烟,限量饮酒。②合理饮食,控制体重:保持食物多样性,谷类为主;每天至少吃 5 种以上水果或者蔬菜;经常吃适量的鱼、禽、蛋、瘦肉,保证优质蛋白质的摄入,少吃肥肉、动物内脏和荤油;少吃油炸、油煎或油酥的食物,多采用清蒸、水煮、凉拌、烤、烧、炖、卤等方式;吃清淡少盐的膳食,不宜吃含盐多的菜品或腌制品,如咸肉、咸菜等,少食用糖、咖啡、浓茶等。③保持健康的生活方式,规律的生活作息:做到生活规律,每天适度锻炼至少 30 分钟;注意室内外温差,冬季要注意保暖,减少户外活动,室内空调温度不宜过高,避免从温度较高的环境突然转移到温度较低的室外,外出注意保暖;夏季周围气温较高时,要避免大量出汗,并要及时补水;日常生活中起床、低头系鞋带等动作要缓慢;防止摔跤、用力过猛,洗澡时间不宜过长;保持大便通畅,避免因用力排便而使血压急剧升高,引发脑血管病。④心理健康:注意心理预防,保持精神愉快、情绪稳定,防止过度疲劳。

有效干预危险因素

包括控制血压、血糖、血脂,防治心脏病。

控制高血压:高血压是脑梗死和脑出血最重要的危险因素,在脑梗死患者中,发病前有高血压病史者占 86%,而在脑出血患者中,高血压所占比例更高。高血压通过引起心脑血管结构的改变,使管腔变窄或弹性减退,形成动脉硬化,如果同时存在高血脂、高血糖、血黏度增高等因素,则更加速了血栓的形成。长期高血压可使颅内小动脉管壁弹性减弱,当血压骤然变化时,血管破裂出血。

要达到对血压的理想控制,要求坚持规律服用降压药物,实现 24 小时稳定地控制血压,避免血压发生波动,亦不可将血压降得过低。建议血压维持在＜140/90 毫米汞柱,有糖尿病、高血脂的患者,应该控制在＜130/80 毫米汞柱。

控制血糖:糖尿病患者中,动脉粥样硬化、高血压、肥胖、血脂异常的发生率都比非糖尿病患者高,同时,糖尿病患者血糖增高,血小板聚集性增加,血流缓慢,容易形成血栓。糖尿病患者发生缺血性脑卒中的危险性是普通人的 4 倍,且脑卒中病情轻重和预后与糖尿病患者血糖水平及病情控制情况有关。建议合理饮食、适当锻炼、合理药物治疗,加强血糖监测,空腹血糖应＜7.0 毫摩/升(126 毫克/毫升)。

控制高血脂:胆固醇水平主要与缺血性脑卒中相关性较大,尤其是低密度脂蛋白胆固醇(LDL－C),可沉积在动脉壁上形成动脉粥样硬化斑块,阻塞相应的血管,引发缺血性脑卒中。降低胆固醇水平不仅需要生活方式的改变,还需要坚持规律的降脂治疗,目前,能够降低脑卒中风险的只有他汀类降脂药。他汀类降脂药可以稳定粥样斑块,使之不易脱落,减少发生血栓的可能,长期使用还可降低再发风险。对于一般人建议降脂目标为 LDL－C＜100 毫克/毫升,有冠心病、糖尿病的患者为 LDL－C＜80 毫克/毫升。

防治心脏病:心房纤颤、冠心病、瓣膜性心脏病等均是缺血性脑卒中的危险因素,尤其是心房纤颤。房颤时容易形成附壁血栓,栓子一旦脱落,可堵塞脑部血管或外周血管引起栓塞性疾病。因此,对于房颤患者,应在医生指导下采用抗凝或抗血小板药物治疗,降低缺血性脑卒中的风险。

对于脑卒中,我们要有充分、准确的认识,更要加强自我保健,建立合理的生活方式,积极有效地干预危险因素。只有这样才能远离脑卒中,健康常伴。

(程晓娟)

○ 摘编自上海虹桥镇红春社区健康教育讲座文稿 2016 年 2 月

—— 专家简介 ——

程晓娟

程晓娟,上海交通大学附属第六人民医院神经内科副主任医师。上海市医学会第九届青年委员会委员,上海市医学会神经内科专科分会神经免疫学组成员。擅长急性脑血管病、眩晕、脊髓病变、神经免疫性疾病的诊治。

十、都是痴呆症，防治有异同

近年来，全世界痴呆症的发病率呈上升趋势，我国的痴呆症患者更是超过千万。阿尔茨海默病和血管性痴呆是发病率最高的两个痴呆类型，那么这两类痴呆有哪些不同？

形式不同，早做判断

两种类型的痴呆在发病形式、症状等方面有所区别。

阿尔茨海默病：人们俗称老年性痴呆，多发生于 60 岁以上的老年人，主要表现为进行性的记忆减退，随后逐渐延伸为语言、定向力障碍，最终发展至各个认知领域，导致严重的职业和生活能力受损。

血管性痴呆：发病形式存在多样化的特点，一部分发生在脑卒中后，突然发生，进展速度很快，与脑卒中有明确的相关性；另一部分发病缓慢隐匿，多发生于有多种心脑血管危险因素的老年人群，比如高血压和糖尿病患者就是这类血管性痴呆的潜在高发人群，如在影像学检查中发现明显的皮质下多发性腔隙性梗死灶，以及很广泛的脑白质病变，那就要引起高度重视，需警惕血管性痴呆的发生，这是血管性痴呆最为广泛，也最易被忽略的人群。

症状不同，有助识别

阿尔茨海默病：患者遗忘非常明显，且越近的事儿越容易忘，同时伴有学习能力下降，失去对新事物的学习能力；定向力下降明显，首先失去对时间的判断（如分不清今天是几月几日星期几，或是不知现在几点），然后发展至地点、人物的定向障碍（如不知身处何处，把原先认识的人张冠李戴）；语言障碍表现为寡言少语，表达及理解能力下降；空间障碍表现为不认识回家的路等。

血管性痴呆：表现与脑血管病所影响的大脑功能区有关。脑卒中后失语，是突然失去语言理解和表达的能力，脑卒中后失用则是突然失去执行一些操作的能力（如不会刷牙、点火等）。而隐匿起病的血管性痴呆首先表现为注意执行功能的障碍，对需要多步骤处理事件的综合安排能力下降，会搞不清事件安排的先后顺序，遗漏事情安排的重要步骤，或者难以长时间集中注意力。

治疗有限，预防关键

阿尔茨海默病：由于病因至今不明，临床上还无法对阿尔茨海默病的疾病进程进行有效干预，目前的治疗仅限于改善或延缓患者症状的发展、延长患者的独立生活能力。由于疾病无法逆转，想要恢复到发病前的状态几无可能。

血管性痴呆：目前也缺乏针对性的治疗药物，只是有证据表明治疗阿尔茨海默病的药物对血管性痴呆患者的症状也有一定的改善作用。

这两种较为高发的痴呆症，由于目前均没有可治愈的药物及方法，所以预防显得尤为重要。目前认为最有效的预防就是控制血管危险因素，控制三高症（高血压、高血糖、血脂异常），培养健康的生活方式（戒烟），将血管因素对大脑的损害减到最低。同时，强化认知功能的保护因素，如多参与社会活动、勤动脑、多做些力所能及的事，多安排积极向上的老年生活，减少抑郁发生等都是行之有效的手段。

（徐　群）

○ 摘编自《家庭用药》2014 年

—— 专家简介 ——

徐　群

徐群，博士，上海交通大学医学院附属仁济医院神经内科主任医师、科副主任，硕士生导师。中国卒中学会新药研发与控制专业委员会委员，上海市医学会神经内科专科分会委员兼秘书。主要研究领域为脑小血管病和血管性认知障碍。

十一、认识痴呆

随着全球逐渐步入老龄化社会,老年性疾病越来越多地占据人们的视线。其中,痴呆性疾病无疑是人们的关注热点。痴呆性疾病中,第一大类是阿尔茨海默病,也就是通常所说的老年性痴呆,第二大类就是血管性痴呆。

有所不同,并不对立

虽然同为痴呆,但血管性痴呆与阿尔茨海默病还是有所不同的。

临床表现:虽然两者都有认知问题,但阿尔茨海默病是渐进性的记忆力下降,也就是直线性的病变过程,伴有精神、情绪、行为等症状,晚期还会出现运动迟缓、姿势异常,病情持续进展而无缓解。而血管性痴呆大多有血管性危险因素,或在脑卒中后出现认知障碍,痴呆可突然发生,呈阶梯状进展,是波动性或慢性病变过程,也就是在一段时间内可能加重,随后处于一段平稳状态,当再次发生脑卒中时,痴呆加重。由于血管堵塞后梗死部位的不同,血管性痴呆的临床表现多种多样,但常合并有相应的脑血管病的神经功能障碍表现。而且,血管性痴呆在影像学上会有明确的病灶或血管源性改变。

发病机制:阿尔茨海默病属于变性病,大脑神经元发生不可逆的退行性改变,导致大脑神经递质水平下降,这些递质系统与学习和记忆密切相关。而血管性痴呆是由于血管源性病变,导致大脑某些特殊部位的缺血,可能影响胆碱能神经纤维,造成神经元细胞的死亡等。

然而,在临床上两种疾病并不对立,甚至在很多情况下两者共存于一体,也就是说痴呆的表现,常常是两种因素共同作用的结果。部分阿尔茨海默病的患者常有血管性危险因素存在,甚至已经发生过血管性疾病脑卒中,而血管性痴呆的患者,突发的脑血管事件促发了认知障碍,同时随着年龄的增长,大脑在退行性变的进程中,又出现了神经递质水平的下降。纯粹的阿尔茨海默病或纯粹的血管性痴呆并不多见。

治疗药物有限

对于阿尔茨海默病,全世界都在全力开发治疗药物,以最大限度地提高阿尔茨海默病患者的生活质量。目前国际上公认的主要有两大类药物：胆碱酯酶抑制剂和兴奋性氨基酸受体拮抗剂，这两种药物经国内外大量的临床实践证实对阿尔茨海默病患者有效。而血管性痴呆目前尚无针对性的治疗药物，根据两类痴呆有交叉的发病机制，临床上用上述两大类药物治疗血管性痴呆，对于部分患者也有一定效果。

预防是关键

控制疾病的危险因素，防患于未然将是我们未来的重点方向。血管性痴呆的主要危险因素是血管性危险因素或脑血管病。比起药物治疗，对血管性痴呆来说，控制危险因素，早期发现，及早防范，防止脑血管病的发生及复发显得更为重要。在血管性痴呆患者中，不乏病情控制得好的，他们病情慢慢好转，连带认知功能也得到良好的改善。但对大部分患者来说，发生过一次脑血管事件，很可能会发生第二次、第三次……这是无奈的现实，也是伴随年龄增长所不能抗拒的自然规律。这时，控制危险因素就显得尤为重要，是预防血管性痴呆发生的关键。

目前所知，脑血管疾病的主要危险因素有高血压、糖尿病、心脏疾病、血脂异常、颈动脉狭窄、肥胖、吸烟、饮酒以及其他（主要包括年龄、性别、种族、受教育程度等）。对于年龄、性别、种族这些我们无法控制的危险因素不必太过介怀；血压、血脂、血糖、体重这些指标，我们可以通过药物及健康的生活方式将它们控制在正常范围内；心脏疾病，通过药物或者必要的手术治疗也能得到良好的控制，吸烟、饮酒这些不良的嗜好我们可以努力戒除。良好的生活方式加上乐观的生活态度，及时的不良情绪的疏导，以及积极的药物治疗……相信我们可以通过努力，降低脑血管病发生的风险，预防血管性痴呆的发生！

（付剑亮）

○　摘编自《家庭用药》2016 年

── 专家简介 ──

付剑亮

付剑亮，上海交通大学附属第六人民医院神经内科行政副主任兼高压氧科主任，主任医师，上海市医学会神经内科专科分会认知功能障碍学组委员。从事临床工作 20 余年，擅长脑血管病、认知功能障碍、眩晕、脊髓病变等疾病的诊治。

十二、谁是痴呆的重点防治对象

一天，邻居小赵登门拜访，说是请教一个医学问题。他母亲是外地一名退休教师，平时精明能干，里里外外都是"一把手"，但近半年来经常丢三落四，碰到以前的同事、朋友常叫不出他们的名字。曾到当地医院就诊，医生说还不够痴呆标准，考虑轻度认知功能障碍，小赵想了解什么叫轻度认知功能障碍，它与痴呆的关系如何。

要了解轻度认知功能障碍，要先从认知谈起。认知是人类心理活动的一种，是指个体认识和理解事物的心理过程，包括简单的对自己与环境的确定、感知、注意、学习、记忆、思维和语言等。认知功能由多个认知域组成，包括记忆、计算、时间和空间定向、结构能力、执行能力、语言理解和表达及应用等方面。

轻度认知功能障碍（MCI）指有记忆障碍和（或）轻度的其他认知功能障碍，但个体的社会职业或日常生活功能未受影响，亦不能由已知的医学或神经精神疾病解释，是介于正常老化与轻度痴呆之间的一种临床状态。也就是说，患者表现为与年龄和受教育程度不符的记忆力减退，低于同年龄、同文化背景的老年人的记忆水平，但又达不到痴呆的程度，日常生活能力和其他认知功能相对正常。

轻度认知功能障碍可分为两型：遗忘型（aMCI），是经典的类型，包括单纯记忆损害和记忆伴有其他认知功能损害两种，主要指老年性痴呆的前期；非遗忘型，包括单个非记忆域和多个非记忆域损害，属广义的轻度认知功能损害，涵盖多种认知损害，可能是多种痴呆的前期表现。

通过前瞻性研究发现，轻度认知功能损害患者转化为老年性痴呆的可能性明显高于正常老年人群。研究认为，由轻度认知功能障碍发展为老年性痴呆的年转归率为10％～15％，3～4年后，约50％，6年后约80％。而正常老年人的年转归率仅为1％～2％，所以轻度认知功能障碍人群是痴呆的重点防治对象。如果老年人记忆减退，应该及时去医院检查是否存在轻度认知功能障碍，这个阶段是临床干预的最好阶段。重视这个阶段，积极进行干预，就可以避免发生痴呆，或者延缓痴呆的发生。

怎样才能避免或延缓轻度认知功能障碍发展为痴呆？

首先要对早期生活方式进行干预，保持良好的生活习惯（饮食、起居、心理调适等）；预防血管性疾病的危险因素（高血压、高血脂、糖尿病、肥胖等），这些也是老年性痴呆的危险因素；老年人应多参与社会活动，学习新事物，勤于用脑，保持大脑的活力。

其次，可以使用一些促进智能恢复的药物。治疗越早，效果越好，多种脑内神经递质与认知功能关系密切，其中中枢胆碱能系统作用尤为重要，应用胆碱酯酶抑制剂，可增强脑内胆碱能神经系统功能，促进认知恢复。

（张　瑛）

○ 摘编自《家庭用药》2006 年 11 月

— 专家简介 —

张　瑛

张瑛，上海交通大学医学院附属仁济医院神经内科副主任，主任医师，教授，上海市医师协会神经内科医师分会委员，上海市医学会神经内科专科分会神经免疫学组成员。擅长脑血管病，神经免疫病以及睡眠、情感、认知障碍等神经心理疾病的诊治。

十三、痴呆后认知功能康复训练

老年性痴呆是一种后天获得性的持续性智能损害。一旦患者出现症状将给患者及其照料者的生活带来巨大的影响。目前痴呆的药物治疗作用有限而不能根本性改变患者的病程。认知康复训练被称为脑细胞的"体操运动"，经常做这种"体操"，可以防止脑的老化，延缓痴呆的进展，是健脑的良方。在药物治疗的基础上，通过认知康复训练能极大地改善痴呆患者的生活质量，提高生活自理能力，减轻照料者的负担，进而延长痴呆患者的生存期限。

由于目前我国的康复机构尚不够普遍，因此因地制宜地制订出符合患者实际情况的家庭康复训练计划并良好地实施，就变得至关重要。康复训练不必苛求于形式，对于认知康复训练，应该特别关注训练的过程，即并不一定要让患者记住多少东西，而在于让患者参加了训练、动了脑筋。下面为大家介绍几种简单有效的锻炼方法。

（1）丰富环境、加强交流：家人或照料者要经常陪伴患者外出，让患者认路、认家门、拜访老朋友。督促患者自己料理生活，如买菜做饭、收拾房间、清理个人卫生，鼓励患者参加社会活动，安排一定时间看报、看电视，使患者与周围环境有一定接触，以丰富和锻炼思维，培养其对生活的兴趣，活跃情绪，减缓认知衰退。

（2）手足活动训练：每天清晨及傍晚在空气清新的地方快步行走或倒走，或是进行手指参与的精细活动，如手工艺、雕刻、制图、剪纸、打字以及弹奏乐器等。如果不能完成，可以做简单点的手指旋转健身球或核桃的动作，或用双手伸展握拳运动等都能促进相应大脑兴奋区血液循环，使之活跃代谢，有效地按摩大脑，延缓痴呆。也可以到专业的康复机构学习系统的手指按摩锻炼操。

（3）图片记忆训练法：人物识别法，将患者熟悉的家人、亲戚的图片以及历史名人、陌生人的图片掺杂在一起定期让患者识别熟悉的人，锻炼记住陌生的人名。地点识别法，将患者固定居住的卧室、客厅、小区、马路、常去的公园等熟悉场所的图片与其他有名的陌生场所掺杂在一起让患者识别，并对陌生的地点进行记忆训练。色彩识别法，将不同颜色、形状的图片让患者识别记忆。此外还有日常用品图片识别记忆法等，这些都能有效地延缓痴呆的进程、提高生活质量。

（4）游戏训练法：可以打麻将、玩扑克游戏、宾戈游戏、拼图游戏等。有研究证实痴呆患者参与打麻将治疗后，认知、情绪及运算能力方面均有所改善，痴呆的程度也由中度恢复到轻度。打麻将治疗也是一种切合中国文化的认知训练活动，但注意打麻将的时间不能太久。

（5）专业的认知康复机构进行系统的认知康复训练。

上述几种康复训练方法可交替使用，因地制宜、因人制宜，制订好计划，贵在坚持。最好在专科医生的指导下进行，对每日的训练做记录，定期向医生汇报以得到及时的纠正和指导。

（聂志余　李云霞）

○ 摘编自"搜狐健康"网

── 专家简介 ──

聂志余　李云霞

聂志余，同济大学附属同济医院神经内科主任医师，教授，博士生导师。中华预防医学会卒中预防与控制委员会全国委员，上海市康复医学会神经康复专业委员会副主任委员，上海市医学会神经内科专科分会委员。擅长脑血管病及神经科疑难杂症的诊治。

李云霞，同济大学附属同济医院神经内科副主任医师，副教授，硕士生导师。上海市医学会神经内科专科分会痴呆与认知障碍学组委员，中国微循环学会神经变性病专业委员会磁共振学组委员，上海市中西医结合学会活血化瘀专业委员会青年委员。擅长痴呆的诊治。

十四、脑萎缩就是老年痴呆吗

许多老年朋友对头颅 CT 或磁共振(MRI)检查报告中"脑萎缩"这个结论感到很纠结,他们担心脑萎缩之后就会出现老年痴呆症。我曾经遇到一位 70 岁的女性到门诊体检,因为头颅 CT 检查提示脑萎缩而寝食难安,她认为脑萎缩后就一定会出现记忆力减退、不认识家人,以后生活也无法自理,也因此出现明显焦虑和抑郁情绪。其实有这种想法的人并不少,我们也不能简单地否认这种想法。那么脑萎缩真的会转化为老年痴呆吗? 在回答这个问题之前,要对脑萎缩及老年痴呆的概念做个简单介绍。

什么是脑萎缩

脑萎缩是由各种原因导致脑神经元即脑细胞丢失或死亡所致,表现为脑组织体积缩小和重量下降。如果脑细胞出现弥漫性丢失则产生弥漫性脑萎缩,如果为局部脑细胞丢失则产生局灶性脑萎缩。

产生脑萎缩的原因很多,包括生理性(自然老化)因素和病理性(疾病)因素两个方面。

生理性因素:只要是老年人(>65 岁)就一定有不同程度的脑萎缩,这是一种无法抗拒的自然规律。因为随着年龄增大,部分脑细胞逐渐出现自然凋亡,这种过程在我们步入成年阶段就开始出现了。早期阶段,脑组织大约每 10 年才萎缩 2%,到 60 岁以后这种现象就变得比较突出,脑组织每年就要萎缩 0.5%～1%。这种脑萎缩通常表现为弥漫性萎缩,属于生理现象,不一定出现明显记忆力减退等表现,因此对这种脑萎缩也不必恐慌。

病理性因素:包括各种脑血管疾病、脑外伤、脑缺氧、脑炎、脑血管畸形、酗酒、营养不良、内分泌与代谢性疾病等。部分老年人出现不明原因的关键部位脑组织不对称萎缩,如海马、额叶、颞叶、顶叶等部位萎缩,这通常是病理性的,需要密切注意记忆、语言表达及性格行为等变化。脑血管疾病、脑炎及脑外伤是病理性脑萎缩的重要病因,通常是病变部位区域性萎缩。病理性脑萎缩可以为弥漫性或局灶性改变,是否影响记忆力取决于萎缩涉及的部位与范围。病理性脑萎缩后可以出现临床症状如记忆力减退、语言障碍、理解思维能力下降、精神行为异常、癫痫及肢体活动障碍等。

什么是老年痴呆

老百姓所说的老年痴呆是指各种原因导致老年人出现严重的认知功能减退，主要包括记忆力减退、言语重复或表达障碍、性格行为改变、判断力及定向力障碍、计算力及注意力下降等，并影响到日常生活和社会活动。老年痴呆中最常见的疾病有阿尔茨海默病和血管性痴呆。

脑萎缩就是老年痴呆吗

脑萎缩既可以是自然现象也可以是病理现象，因此正确认识脑萎缩还是必要的。

凡是老年人必有不同程度的脑萎缩，如果记忆力、语言表达能力等没有影响，就不必纠结 CT 或 MRI 检查报告中的"脑萎缩"这一结论。

脑萎缩不一定出现痴呆，但老年痴呆必定有不同程度的脑萎缩，这种萎缩可以是弥漫性或局灶性的，痴呆与脑萎缩的严重程度不一定相关。经常遇到一些老年朋友在做 CT 检查时发现有明显脑萎缩，但认知功能检查却正常。

特 别 提 醒

判断脑萎缩是病理性还是生理性的需要专业知识，当发现有脑萎缩时，应该到神经科专科门诊进行必要的咨询，让医生分析脑萎缩的原因并筛查相关危险因素。如果患者本人没有记忆力减退等方面主诉以及家属也认可患者的记忆力，那么就不需要对脑萎缩进行治疗。如果相反，则需要根据专科医生的建议进行预防和治疗。如果萎缩的严重程度与年龄不成比例，需要进一步查找病因及定期随访。

（何育生）

○ 摘编自"新浪健康"网

—— 专家简介 ——

何育生

何育生，同济大学附属同济医院神经内科主任医师。中国研究型医院学会脑血管病学专业委员会委员，白求恩医学专家委员会神经病学专业委员会常务委员。擅长脑血管疾病、眩晕、神经心理疾病（记忆减退、失眠等）的诊治。

十五、老年期痴呆的预防

老李近来有些丢三落四的，经常遗失物品，忘记已允诺的约会，做菜时常常忘记是否放过盐，上街去买菜不是忘了拿篮子就是忘了带钱。还分不清钱多少，如买菜时应该付1元，却拿出一张100元的，当找给他钱时，他却怎么也不要，执意说："我给你的就是1元。"老伴熨完衣服后，让他把熨斗收起来，他却放在冰箱里……家人带他到神经内科门诊检查，医生诊断老李患了"老年痴呆"。家人和他的老同事在为老李惋惜的同时，也向医生提出了这样的疑问：老年痴呆是否可以预防？

一般认为人到中年后，脑的功能和结构发生老化，大脑开始萎缩，同时神经细胞和神经纤维都会出现退行性改变，脑血流量也比年轻时减少约17％，因此老年人的记忆力和接受新知识的能力减退。大脑的逐渐退化是生理上的自然规律，然而，有科学家发现人的大脑具有高度的可塑性，一些能经常积极用脑的健康老人，其传递信息的细胞树突数并不减少，甚至增加；此外，随着年龄的增长，知识经验也越来越丰富，容易建立多样联系，从而提高了记忆力、理解力和语言表达能力，对问题的分析、归纳、推理和判断能力甚至超过年轻人。所以延缓大脑衰老、减少痴呆的发生是有可能的。

老年期痴呆虽然没有针对性的预防措施，但积极干预是可以延缓发病的。可以在以下几个方面努力。

（1）饮食均衡。荷兰科学家对 5 000 名 55 岁以上的老年人进行的研究显示，经常吃鱼的老年人患老年痴呆的概率是不吃鱼的老年人的 40％，这可能与鱼类中富含 $n-3$ 不饱和脂肪酸有关。有研究发现，饮食中摄入与高胱氨酸相关的维生素（维生素 B_{12} 和叶酸）、抗氧化剂（维生素 A、维生素 E 和维生素 C）可能会减少痴呆的患病风险。因而，在膳食上，应做到"三定、三高和三低"（"三定"即定时、定量、定质，"三高"即高蛋白、高不饱和脂肪酸、高维生素，"三低"即低脂肪、低能量、低盐），以保证各营养物质的均衡摄取。

（2）适度运动，循序渐进。老年人适当进行户外活动，有助于刺激脑细胞，防止脑细胞退化。中老年人适合一些较为持续平和的运动项目，如步行、慢跑、体操、太极拳、太极剑及传统舞等。同时，手的运动很重要，中年以后经常做手指运动，是刺激大脑运动区的最好手段。做一些复杂精巧的手工会促进脑的活力，如雕刻、制图、剪纸、绘画、打字、弹奏乐器、做菜、写日记，经常使用手指旋转健身球或核桃，或用双手伸展握拳运动等，既健脑又可预防老年痴呆。

（3）生活规律，避免过度饮酒、吸烟。酒中的乙醇是中枢神经系统抑制剂，具有神经毒性，长期过量可使脑皮质神经元变性、坏死和缺失，神经细胞萎缩，突触减少；饮酒可导致维生素 B_1 缺乏，亦会造成脑损伤，严重的可致痴呆。脑卒中可引起血管性痴呆的发生，酗酒者脑卒中的发病率是一般人群的 4～5 倍。香烟中的尼古丁刺激交感神经使血管收缩、血压增高，吸烟可增加缺血性脑卒中的风险，且风险大小与吸烟量呈正相关。

（4）积极有效地防治慢性病。高血压、高血脂、糖尿病、动脉粥样硬化、冠心病、脑卒中等是人们普遍关注的危险因素，与老年期痴呆有直接或间接的相关性。定期体检，及早发现、早期治疗这些慢性病，对痴呆的防治有积极意义。

（5）积极用脑，劳逸结合。对事物常保持高度的兴趣及好奇心，可以集中人的注意力，防止记忆力减退。研究显示，常做用脑且有趣的事情，可保持人的头脑灵敏，锻炼脑细胞反应能力，而整日无所事事，则患老年痴呆的比例较高。老年人应该多做些感兴趣的事及参加公益活动、社会活动，如多看书、多学习新鲜事物，培养业余爱好，广泛接触各方面的人，多和朋友聊天、下棋等，都可刺激神经细胞活力。即使在看电视连续剧时，随时说出自己的感想也可以达到活动大脑的目的。读书发表心得、写日记、写信等都是简单而有助于提升脑力的方法。一般连续用脑后应适当休息。合理安排作息时间，逐步改善睡眠状态，也有利于脑力恢复。

（6）保持乐观情绪，维持良好的人际关系。老年人常需面对退休、朋友亡故或病痛等，不少人因此得了忧郁症。因而避免过于消极、消沉，以开朗、乐观的情绪生活是非常重要的。人们常说"笑一笑，十年少"，注意保持乐观向上的情绪，对人付出关心，多与外界交流，广交朋友，保持良好的人际关系，找到自己的生存价值，这样才有助于健康不衰。

（7）小心防护，避免外伤。严重的脑外伤可造成脑组织严重受损、出血、水肿和坏死，易导致外伤性痴呆。高龄者应注意防护，必要时应使用拐杖，防止跌倒。

（8）家庭和睦，亲人关爱。随着社会节奏的加快，目前老年人面临的最大问题是孤独，老人年更需要倾诉和陪伴，需要被人关注。多些时间陪伴老人聊天，可以让老人增强自信、乐观开朗，对预防老年痴呆有明显效果。

随着医疗的不断进步、保健知识的普及，人类的寿命有显著的增加，中国已逐步进入老龄化社会阶段，老年人数目不断增加，各种老年疾病也在越来越明显地影响着我们这个社会。对老年疾病的预防和治疗，使老年人有一个健康幸福的晚年，是我们需共同面对的重要问题。

（王晓蓉）

○ 摘编自《新闻晚报》2008 年

— 专家简介 —

王晓蓉

王晓蓉，上海交通大学医学院附属新华医院神经内科副主任医师。上海市医学会神经内科专科分会青年委员、脑血管病学组委员，中国医师协会脑与脊髓损伤专业委员会委员。擅长脑血管病、认知功能障碍等神经科疾病的诊治。

十六、梅毒竟然也可引起痴呆

今年 50 岁的老李是某单位的质检员，平时工作出色、性格开朗，但一直单身未婚。1 年前开始他出现记忆力明显下降，经常前说后忘、丢三落四，工作能力大打折扣，而且经常乱拾垃圾回家。于是被他的姐姐带到某综合医院做头颅磁共振，检查提示脑萎缩，诊断为"早发性痴呆"，给予改善认知的药物治疗后，病情逐渐好转，情绪稳定，但记忆力还是没有得到恢复。最近 2 周，老李病情又出现了反复，原因是明明未服药，却称已服过药，表现为行为紊乱，将别人晾晒的衣服收回家并再洗一遍，回家将菜洗好后又从楼上扔掉，别人指出其不对即刻发怒，甚至动手打家人及邻居。老李这次被带到了精神科就诊，经过一系列血和脑脊液化验检查之后，结果让他的家人大吃一惊，老李竟然患上了神经梅毒！尽管医生告诉老李的家人，他的这个毛病叫作"麻痹性痴呆"，但是老李的家人还是对梅毒可以导致痴呆表示非常惊讶。

梅毒曾经非常猖獗，之后逐渐销声匿迹，然而近 30 年来梅毒又死灰复燃并且有卷土重来之势，病例报告日渐增多，已不再是临床上的少见病。神经梅毒是梅毒螺旋体(TP)引起的中枢神经系统感染性疾病，其最严重的后果之一正是麻痹性痴呆。麻痹性痴呆指的是梅毒螺旋体侵犯脑膜和脑实质所致的中枢神经系统感染性疾病，是梅毒发展到晚期的标志，以进行性智能损害和人格改变为主要临床表现。

麻痹性痴呆常见以下表现

早期：可表现为类似神经衰弱的症状，如易疲劳、易激惹、失眠、注意力不集中、睡眠障碍等。若能深入进行精神检查，可发现患者思维迟缓、近事记忆减退。

进展期：最主要的表现为智能和人格方面的改变，并可能伴有精神症状。智能方面表现为记忆力受损，由近事记忆至远事记忆显著减退，患者的理解、判断、计算、抽象、概括等能力明显受损。人格方面可能表现为情绪不稳、情感淡漠、极端自私、举止轻浮等。此外，患者可能表现为躁狂、幻听、妄想等症状。

晚期：患者痴呆的症状非常明显，不能辨认家人，情感淡漠，言语紊乱、含糊不清，思维混乱。

老李的家人听过了医生的详细解释逐渐明白了"麻痹性痴呆"这种疾病，但是他们提出了一个疑问："为什么在第一次就诊的时候，医生没有给老李看出来？"这是因为麻痹性痴呆容易误诊。麻痹性痴呆早期的误诊率很高，甚至达到50％，主要有几个原因。

（1）患者或其家属对梅毒存在病耻感，可能会故意隐瞒梅毒病史。

（2）一些临床医生对麻痹性痴呆这一疾病认识不足，想不到这种疾病，询问病史和体格检查不仔细，忽略了一些早期的智能损害和人格改变。

（3）由于抗生素的广泛使用，麻痹性痴呆临床表现往往不典型，即使想到了也很难确定是不是这种疾病。

（4）医生未及时行血清梅毒抗体、脑脊液检查，或者患者和家属因觉得医生检查梅毒是对患者的侮辱而拒绝接受检查。

如何减少误诊，可从以下几方面着手

（1）对于未婚、离异或丧偶的患者，更需要注意询问患者的性生活史，近年来老年独居男性的发病率逐渐增高，70 岁以上老人患上梅毒的报告日益增多。

（2）患者和家属在就诊时，首先不应故意隐瞒自身或伴侣的梅毒病史，其次应根据病情配合医生的检查，理解医生检查是为了排除疾病而不是侮辱患者。

（3）患者和家属应当做好门诊随访，由于抗生素广泛使用，使得很多临床表现都不再典型，有些麻痹性痴呆可能需要经过一段时间的随访检查以后才能明确，而不是仅仅通过一次检查就能排除麻痹性痴呆的诊断。

（4）此外麻痹性痴呆还与阿尔茨海默病、血管性痴呆、精神分裂症、躁狂症这些疾病相似，通常需要神经内科和精神科医生共同进行会诊方能减少误诊率。

老李的家属现在终于理解了"麻痹性痴呆"，表示愿意积极配合治疗。但是他们也听说某小区里有一个"专家"专看这个毛病，只要"一针"就能治疗好，而且都是最昂贵的"进口特效药"，所以是不是也可以试试？

麻痹性痴呆的治疗被称为"驱梅治疗"，它确实有"特效药"，就是青霉素，如果患者青霉素过敏，还可以换用头孢曲松等药物治疗。首先需要注意的是，"驱

梅治疗"并不是所谓的"一针灵"，整个过程一般是 2 周，之后还要随访血液和脑脊液，直至达标才能算治疗结束，因此只要"打一针"就能治好是不切实际的；其次，"驱梅治疗"并不昂贵，在正规医院皮肤性病科都能就诊，一方面不要过分担心家庭经济困难而放弃治疗，另一方面也不要贪图"只买最贵，不买最好"或者迷信某些所谓的"偏方、秘方"，这种想法往往会让一些不法分子钻了空子，结果病没看好，钱还白白损失一大笔，导致"人财两空"。

特别提醒

有一些患者由于有病耻感，不敢到正规医院就诊，所以选择了一些隐蔽的、不规范的非法医疗机构，这种做法是非常不可取的，往往会延误诊断和治疗，甚至伤害到身边最亲近的人。因此，对于患上了麻痹性痴呆的患者，医生和家属应当给予足够的关怀和理解，帮助患者正视疾病并接受规范的治疗，让患者相信麻痹性痴呆是一个经过治疗后可以好转甚至痊愈的疾病。

（方　珉）

—— 专家简介 ——

方　珉

方珉，同济大学附属第十人民医院神经内科副主任医师。上海市医学会神经内科专科分会青年委员，上海市中西医结合学会神经病学专业委员会常委兼秘书，中国医师协会中西医结合分会委员。擅长阿尔茨海默病、认知功能障碍、痴呆语言障碍的诊治。

十七、认识和了解帕金森病

许多人听说过"世界艾滋病日""世界无烟日",但很少有人知道"世界帕金森病日"。事实上,"世界帕金森病日"自开始设立之日就在全世界范围内产生了积极而深远的影响,至今已经走过了近10年的历程。

1997年,欧洲帕金森病联合会看到帕金森病对人类的危害日益严重,为了唤起社会各界的关注,在世界卫生组织的支持下,决定将每年的4月11日(帕金森病的发现者——英国内科医生詹姆斯·帕金森博士的生日)定为"世界帕金森病日",以纪念这位先行者并继承宣传其未竟的事业。现在,这一活动已得到了许多国家政府和非政府组织的支持和认可,许多国家的政府部门和社会各界都会选择在每年的4月11日这一天举办各种形式的帕金森病主题活动。

我国在5年前就正式跨入老龄化社会的门槛,而作为高发于65岁以上老年人群的疾病帕金森病,其发病率及患病率也进入了前所未有的高发"黄金期"。然而,与此不相符的是,普通大众乃至患者对帕金森病知之甚少,甚至还存在种种的认知误区,认为只要是病就应该能治好,同时一些患者和家属对于帕金森病的危害性还缺乏应有的认识,一旦不幸患病后,又往往不知所措,甚至会病急乱投医,误入歧途。

谈谈帕金森病治疗的认识误区

常常有患者问:"我为什么会得帕金森病?"就患者个人而言,得帕金森病的原因,实在令人难以回答,但假如就许多患者组成的人群而言,确实存在一些可能的原因,比如年龄老化,家族中携带有对帕金森病易感的基因,经常接触一些环境中的毒物如锰、农药、杀虫剂等。坦率地说,目前的科学研究还没有完全揭开帕金森病的病因之谜,不同地区、不同人种、不同年龄同样患上帕金森病的患者的患病原因可能并不完全相同,但最终都表现出相似症状(如手抖、肌肉僵硬、行动迟缓)和病理学特征(中脑黑质神经元死亡),所谓"殊途同归"。

因此,尚未完全弄清楚病因的帕金森病目前的种种治疗措施还只是对症治疗,目的在于控制症状、减轻病痛、延缓疾病发展速度、提高患者的生活质量,离根治疾病本身还很遥远。当然,我们也不否认人类在未来的十年或几十年中可能攻克这一医学难关，但在今天，还没有根治帕金森病的万能良药出现。但常有患者被一些医疗广告误导，以为帕金森病用某些偏方可以根治而贸然服用，既耽误了病情，又加重了经济负担，往往得不偿失。

从吸烟看生活方式对帕金森病的影响

吸烟有害健康，妇孺皆知，但社会上曾流传"吸烟可以防治帕金森病"之说。事实上，这种民间说法并非空穴来风，有研究表明烟草中的主要成分尼古丁以及4-苯吡啶和肼可以抑制导致帕金森病的某些神经毒素的毒性作用，促使其降解，提高脑内神经营养因子的水平，从而保护脑内多巴胺能神经元。但这绝不意味着吸烟就对帕金森病有百利而无一害，因为同时的大量调查研究显示，除了可以导致肺癌、肺气肿等疾病的发病率增高外，吸烟对于已经确诊的帕金森病患者并无明显的保护作用，并且长期大量的吸烟可导致脑动脉硬化，反而会增加罹患帕金森病乃至老年性痴呆等其他严重疾病的风险。

此外，在日常生活中，许多人都有饮绿茶和喝咖啡的习惯，调查显示长期饮用绿茶和咖啡可以降低帕金森病的发病率。目前的研究发现绿茶中的主要成分茶多酚和咖啡的主要成分咖啡因可以增加脑内多巴胺的含量，抑制神经毒素的作用，从而对多巴胺能神经元具有保护作用，所以长期饮用的人不易患上帕金森病。因此，保持良好的生活方式对于帕金森病的预防是大有裨益的。

药物、外科、康复和中药治疗，到底该选谁

面对最常见的药物治疗，如给人以"立竿见影"印象的外科治疗，还有医生推荐的康复治疗和堪称国粹的中药治疗，许多患者常常会无从选择，颇感苦恼和迷惑。事实上，无论选择哪一种治疗方法，都不能偏离帕金森病的治疗原则，那就是"综合、规范、个体化"。帕金森病的治疗通常不是一种方法所能解决的，大多数患者一般以药物治疗为主，配合康复治疗和中医药治疗；符合手术指征的难治性帕金森病患者还需进行外科治疗，但手术后仍然要服药并辅以其他治疗。

因此，通常当一个患者被诊断为帕金森病后，应首先进行常规的药物治疗，假如药物治疗无效则需寻求外科治疗的帮助；同时还应该对药物和外科治疗所无法改善的言语不清、步态不稳、容易摔跤等症状进行系统的康复锻炼治疗，以确保充分的活动范围和活动能力。而对于药物治疗过程中出现的一些副作用以及帕金森病的一些伴发症状如便秘、失眠等，可以请中医用中药调理，但切记分清主次，不能颠倒次序。

帕金森病患者的家庭关爱和社会理解

我们时常看到帕金森病患者表情严肃,少有笑容,稍一遇事就焦躁不安,难以控制自己的情绪,而在看电视时遇到一些感人的场面就会泪流满面,有时对自己的疾病甚至有"生不如死"的感觉。事实上,除了饱受运动障碍的困扰之外,相当一部分帕金森病患者还不同程度地伴有焦虑、抑郁等精神症状。这一方面是由患者自身的心理因素导致的,但更多与躯体性的因素有关,主要同患者自身脑内生物化学物质的改变有关。由于这些精神问题的存在,帕金森病患者通常会不同程度地出现消极悲观情绪,排斥躲避社会活动和人际交往,而这常常会加重疾病的症状。

此时除了必要的抗精神病药物治疗外,来自家庭的关爱和社会的理解就显得尤为重要。作为患者的亲属,应该多陪护患者,鼓励其进行正常的社会交往,给予其精神上的安慰和生活上的照顾,使他感受到家庭的支持和关爱;而作为患者的邻居、好友以及素不相识的普通人则应尽量同患者进行接触交流,怀着一颗坦诚博爱的心去平等对待患者,使患者感到被尊重,缓解其紧张甚至自卑的心理,重新唤起他们对生活的乐趣和信心。

(王　刚　陈生弟)

○ 摘编自《文汇报》2005 年 4 月 5 日

—— 专家简介 ——

王　刚　陈生弟

王刚,上海交通大学医学院附属瑞金医院神经内科副主任医师,副教授,研究生导师。中国医师协会神经内科分会青年委员会副主任委员。在国内较早地建立了以 TMS–MEP 和震颤电图为代表的神经变性疾病电生理诊断平台,擅长运动障碍和认知障碍的诊治。

陈生弟,上海交通大学医学院附属瑞金医院神经科及老年科主任、临床医学院神经病学教研室主任、上海交通大学医学院神经病学研究所所长。国际神经病学联盟帕金森病研究委员会执行委员会委员、中国医师协会神经内科医师分会及老年医学科医师分会副会长、帕金森病及运动障碍病专业委员会主任委员、中国神经科学学会副理事长兼神经退行性疾病分会主任委员。

十八、谈谈帕金森病的非运动性症状

许多人，甚至包括一些非神经科专业的医生，一想到"帕金森病"，常常不由自主地在脑海里闪现这样的场景：一位老先生，佝偻着身体，上肢不停地抖动，走起路来直往前冲，一不小心就会摔倒。在日常生活中，我们还常常会遇到一些症状"特异"的帕金森病患者。

生活实例

张老先生是一位 75 岁的退休教师，患帕金森病已经 10 余年，陪他一起来看病的女儿反映老先生近来记性越来越差了，有时竟然连她的名字也喊不上来，而且经常会在家里莫名其妙地怀疑别人偷自己的钱财。而就在其后就诊的李阿姨，这次竟然是挂着泪痕来看病的，她哽咽地告诉医生：她患帕金森病的丈夫李先生，前几天竟然从两楼上跳了下去，幸好下面的灌木绿地缓冲了一下，性命无碍，但却摔成了胫骨粉碎性骨折……

通过细致的病史询问以及必要的辅助量表检查后，医生发现，事实上这些都是帕金森病非运动性症状的一种表现，并且就出现上述症状的患者本人及家属而言，其危害性和严重程度远远超出了作为帕金森病最主要症状的运动性障碍（包括肢体颤抖、肌肉僵硬、动作迟缓以及姿势平衡障碍导致的跌倒等）。然而坦率地说，目前无论是帕金森病患者本人及家属，还是一些基层的临床医生，对于帕金森病的非运动性症状还缺乏足够的认识和了解，并因此难以重视，更谈不上应对和处理了。

什么是帕金森病的非运动性症状

在运动性症状之外，绝大多数患者常会出现包括智能减退、情感障碍、睡眠紊乱、自主神经功能紊乱等在内的一组症候群，因为这些症状并不直接引起患者的运动障碍，因此我们统称其为"非运动性症状"。追溯历史，早在近 200 年前，英国医生詹姆斯·帕金森在其描述帕金森病的第一篇文献中就有对患者出现便秘、情感变化等非运动性症状的记载。然而不可否认的是，时至今日，相对于运动性症状，非运动性症状无论是早期诊断和预防还是治疗仍然处于较低的水平，既疾病不能完全为患者甚至是临床医生所充分认识，也未能形成更加有效合理的治疗方案，并最终成为近期内影响患者生活质量，远期内直接导致患者死亡的重要原因。因此，我们在理解和诊治帕金森病并积极有效处理运动性症状的同时，如何正确认识、积极预防、合理把握、有效处理非运动性症状，就成为当前帕金森病诊治工作中的一个重点和难点问题，直接影响着帕金森病患者的总体治疗效果，客观地反映各级医生临床诊治水平的高低。

　　非运动性症状主要包括：①神经精神症状，常见的有抑郁、焦虑、情感淡漠、缺乏快乐感、注意力缺陷、幻觉、错觉、认知功能减退（严重者会出现帕金森病痴呆）等；②睡眠紊乱，如不宁腿综合征、周期性肢体运动、快速眼动期行为障碍、白日嗜睡、失眠等；③自主神经功能紊乱，如膀胱功能障碍（尿急、夜尿、尿频）、潮热多汗、体位性低血压及其引起的跌倒、性功能障碍（性欲过强、阳痿、性激素分泌不足）；④胃肠道症状，如流口水、味觉减退、吞咽困难、食道反流、恶心、呕吐、便秘、大便失禁等；⑤感觉症状，如没有原因的疼痛、感觉异常、嗅觉异常等；⑥其他症状，如不明原因的疲劳、视物模糊、油脂面容、体重降低等。因此，文章开头提到的张老先生和李阿姨的丈夫所出现的症状在排除其他疾病的基础上分别可以诊断为帕金森病非运动性症状中的认知功能减退（早期痴呆）和严重抑郁（导致自杀）。

如何发现和处理帕金森病的非运动性症状

　　在详细询问和了解病史的基础上，通过对患者临床表现、体征和现有辅助检查及必要的鉴别诊断之外，我们常常需要借助一种特殊的检查工具——量表的帮助来发现和诊断帕金森病患者是否出现非运动性症状。量表并非帕金森病所特有的诊断工具，在神经病学的临床工作中，除了常规的生化、影像学甚至基因检查外，许多疾病都需要这种的特殊检查手段——量表的参与。目前，已有的可以用来在临床检测帕金森病非运动性症状的量表包括涵盖几乎所有帕金森病非运动性症状的总体测评量表以及检测诸如睡眠障碍、认知功能、抑郁、焦虑等单一症状的量表，通常患者在就诊时，除了必要的体检和病史询问外，还需要针对性地、定期或不定期地进行量表测评，以期早期发现和诊断非运动性症状。说到这，许多患者和家属就不难理解为什么在就诊前后医生会请患者及家属配合完成一些量表的问询和测评了。

最后的问题就是如何"治疗",同运动性症状的治疗类似,帕金森病非运动性症状的治疗以药物治疗为主,同时辅以必要的康复治疗甚至是外科手术治疗,治疗原则主要有以下几点。①辨证处理,对症加减:针对患者出现的非运动性症状,首先需要分析其与运动性症状的关联程度及与已有抗帕金森病药物的关系,而不应该一律采用药物处理,如某些患者的神经精神症状在停用相关的抗帕金森病药物(如抗胆碱能药、金刚烷胺等)后就可得到缓解,因此也无须用药,如果停用上述药物后无法缓解则需要对症予以抗精神药物治疗。②早期服药,控制症状:即一旦出现明确的非运动性症状,并经过辨证分析后确需处理,则宜早不宜晚,无须等到对患者生活质量产生明显影响时再处理,治疗效果以控制症状为宜。③权衡利弊,调整用药:这里主要是抗帕金森病药物和针对非运动性症状药物的联合应用问题,当适量控制运动症状的抗帕金森病药物(如左旋多巴等)诱发或加重非运动性症状时,如何处理常常显得十分棘手,这时就应权衡利弊,决不能以牺牲其中任一方为代价,而是应在两者间找到一个"最大公约数",通过调整药物剂量或替换药物种类来解决问题。譬如某老年患者在多巴胺受体激动剂吡贝地尔有效控制肢体抖动的同时,存在一种非运动性症状——严重的体位性低血压,如果减量或停用则会导致震颤症状的恶化或加重,而其他抗帕金森病药物一时又无法替代,这时首先应通过改变饮食习惯(增加患者盐和水分的摄入量)及物理疗法解决,必要时可予以增加外周血管阻力的药物,如 α-肾上腺素能受体激动剂米多君等对症治疗。

总之,帕金森病的非运动性症状不仅可对患者本人的生活质量及寿命产生重要的影响,也会为患者的家属以及整个家庭带来经济负担。相对于处理运动性症状,因处理非运动性症状所消耗的人力、物力资源同样是一笔不小的"隐藏"开销,虽然目前已有的多数帕金森病疾病经济负担的调查中对非运动性症状的计算还不多见,但从长期的角度来看,用于照顾患者非运动性症状的直接服务以及药物康复治疗的费用甚至有可能超过运动性症状所引起的费用,从而成为一个严重的经济负担问题。因此,重视发现和早期诊治非运动性症状不仅对于帕金森病疾病自身的进程具有重要意义,同时也是提高患者生活质量、减轻患者家庭经济负担的一种客观需要,应该引起全社会的重视和关注。

（王　　刚　陈生弟）

○ 摘编自《文汇报》2007 年 4 月 5 日

十九、关注老年人动作迟缓

进入老年期,动作缓慢、反应迟钝被很多人认为是很自然的老化表现,因此一些老年人及其家人视之为理所当然。殊不知,一些神经系统变性疾病在不知不觉中,慢慢地"侵蚀"着老年人的生活能力。由于对疾病认识的匮乏,很多老年人未能及早察觉,错过了疾病早期治疗的时机。

老年人动作迟缓是正常表现吗

如果一些动作迟缓的症状持续出现在老年人的日常生活中,则需要提高警惕,必要时及时就诊。这些行动迟缓的表现包括:①起床变慢,坐位或卧位时起立困难,需别人帮助才能完成;②行走时自动摆臂动作减少或消失,走路拖步,转身变慢;③不能灵活地解纽扣、系鞋带、穿鞋袜或衣裤;④夜间不能灵活翻身;⑤洗脸、刷牙、用筷子、打鸡蛋等动作变得缓慢、不灵活;⑥写字歪歪扭扭,写得慢;⑦讲话缓慢,语调变低。

动作迟缓早期症状并不明显,开始只是动作稍慢、笨拙,对日常生活影响不大,随着病情的进展,这些症状可能会越发严重,最终需要他人帮助来完成日常的基本活动。

动作迟缓可能涉及哪些疾病

当患者出现上述症状时,需要考虑一些疾病的可能。以下就一些老年人常见的神经变性疾病的各自特点做简要介绍。

(1)帕金森病:进展相对缓慢,数年中逐渐发展;最先表现为一侧上肢或下肢动作僵硬,甚至肢体抖动,可逐渐发展至同侧及对侧肢体。坐位或安静时即可出现,紧张、焦虑时加重,随着执行某一动作而消失。

(2)帕金森综合征:症状与帕金森病部分相似,但这是由多种原因引起的疾病群,因此仍与帕金森病有所区别。这类患者动作迟缓发生之前可能伴有其他疾病史,如脑卒中、一氧化碳中毒、脑炎、外伤等,其中脑卒中引起的动作迟缓、步行障碍最为常见。患者的动作迟缓可累及一侧或双侧肢体,步态异常是最为突出的症状,多呈阶梯式加重。

（3）帕金森叠加综合征：发病年龄较帕金森病更早、进展也更为迅速。除了动作迟缓之外，患者还伴有很多其他系统的症状，且这些问题更加突出，严重影响患者生活质量，例如很难维持平衡、精细动作无法完成、排尿困难、严重便秘、性功能障碍、迅速起身后的头晕等。

我们该如何应对动作迟缓

首先，在及时到医院接受诊断和治疗的同时，我们还应意识到这些动作迟缓带给老年人生活上的不便以及潜在的危险，以便采取有效的干预措施，防止意外事故的发生。尽量穿鞋底摩擦力大的鞋，如橡胶底，走路不易打滑。如果出现转身困难或者走路跌跤，可以为这些老人提供手杖，来限制前冲步态及维持平衡，也可以伸出一只手供其牵附，但是尽量不要拉着他走。避免坐过软的沙发及深凹下去的椅子，尽量坐两侧有扶手的坐具，也可将椅子后方提高，使之有一定倾斜度，便于起立。

其次，鼓励老年人尽可能地生活自理。例如，选择穿脱柔软、宽松的衣服，可以事先把要穿的衣物放在身边。选用有拉链或自粘胶带的鞋子，方便穿脱。如果老人起床有困难，可将床头抬高，在床尾系一条绳子，用于起床时牵拉。适当的运动，如做操、打太极拳等，也是锻炼肢体平衡能力、改善活动能力、提高生活质量的有效方法。

（刘振国）

○ 摘编自《家庭用药》2016 年

— 专家简介 —

刘振国

刘振国，上海交通大学医学院附属新华医院神经内科主任医师，教授。中华医学会神经病学分会委员，上海市医学会神经内科专科分会副主任委员，兼帕金森病及运动障碍疾病学组组长。擅长帕金森病等运动障碍疾病、脑血管病和癫痫等疾病的诊治。

二十、抗癫痫药物治疗要正规

癫痫是一种复杂而又常见的神经系统慢性疾病。有各种不同的病因和临床表现。正规治疗是使患者摆脱疾病困扰的真正有效途径，正规的药物治疗可使70％～80％的癫痫患者在最初 5 年内发作缓解，其中 50％可完全停药，有一部分药物治疗无效的难治性癫痫患者可通过手术治疗改善症状或达到治愈。所谓"正规治疗"，简单说就是早期诊断，根据癫痫类型以及患者的具体情况合理选择药物，确定最佳用量后，长期规律服用，待"发作"有效控制后，进行脑电图等相关评估并结合癫痫类型决定是否尝试减药或继续维持原有治疗。与其他疾病不同，相当一部分癫痫患者可能需要在一段时间内进行耐心的药物调整，以及长期治疗和随访。

正规用药

迄今，癫痫的类型已有 30 多种，不同类型癫痫的治疗和预后不同。出现癫痫样症状时，首先应该到正规医院去看癫痫专科医生，根据详细的病史和必要的检查，明确癫痫诊断后，一般均应进行正规抗癫痫药物治疗。目前最常选用的药物包括传统抗癫痫药丙戊酸钠、卡马西平等，新型抗癫痫药左乙拉西坦、拉莫三嗪、托吡酯、奥卡西平等，这些药物比苯妥英钠、苯巴比妥等抗癫痫老药安全性好、副作用小，是癫痫患者较为理想的选择。一般提倡从小剂量开始单药治疗，若最大有效耐受剂量仍无效，可考虑加用或换用另一种抗癫痫药，并应逐渐替换。

有人想当然地同时使用多种抗癫痫药物，以为可以"根治"各种类型的癫痫，实际上由于药物之间的相互作用，这种做法有时会降低药物的疗效，并增加药物副作用发生的风险。尽量避免使用相同作用机制的药物联合治疗，可选择相互作用少的药物，一般来说，联合治疗的药物不要超过 3 种。

持之以恒

抗癫痫治疗是一个十分漫长的过程。患者必须持之以恒，坚持不间断、有规律地服药，以保证血药浓度一直处于有效范围，不规则服药往往是发作不能控制的主要原因之一，缓释剂由于能较好地维持稳定的血药浓度，一般疗效也会优于短效的抗癫痫药物。在发作完全控制 2～5 年后，再根据具体的发作类型、脑电图正常与否，以及有无器质性疾病，考虑药物减量和停服的时间。停药是药物剂量逐步递减的过程，切忌突然停药，否则很可能会导致癫痫发作，这不仅会导致减药或停药的失败，严重者甚至会引发癫痫持续状态而危及生命。因此，何时减药停药，如何减药停药，一定要遵医嘱进行。

在癫痫的治疗过程中，要定期复诊，医生会评估初步选定的药物效果如何、剂量是否合适、有无毒副作用，如果初步选定的药物疗效欠佳或毒副作用明显且难以克服，医生则会指导患者安全换药。

此外，医生还会对患者的心理状况、学习、生活、工作、婚姻、生育等问题进行咨询、指导。由于不同的医生用药习惯可能不同，所以最好坚持在一所医院同一个医生那里连续看病，以保证整个治疗过程的连贯性。

生活指导

抗癫痫治疗一般不需要辅助治疗的食品和药品。千万不要过分相信补药和所谓的健脑药，滥用药物不但造成钱财的浪费，还增加肝脏、肾脏的代谢负担，弊多利少，有时还会造成性早熟、过敏、中毒等。一些有兴奋作用的"补脑药"可能会诱发癫痫发作，贻误病情。因此，凡是用药都应在医生的指导下进行。此外，癫痫患者不能饮酒，因为酒精对中枢神经系统有兴奋作用，容易诱发严重的抽搐发作。长期大量饮酒可直接产生酒精中毒性脑病，长期饮酒成瘾者，戒酒时也可以出现癫痫发作。

大部分成年起病的癫痫是后天获得的，只有少部分有遗传倾向，癫痫患者在发作间歇期与正常人一样，因此不影响结婚和生育。那么备孕和妊娠阶段的药物正规治疗需要注意什么？药物对于生育的影响方面，一般认为，罹患癫痫的男性患者不必过于担心，但服用较大剂量抗癫痫药物的女性患者，所生婴儿发生各种畸形的危险性会增高，达到正常人群的 2～3 倍，各种抗癫痫药物对胎儿的影响也不尽相同，例如苯妥英钠、苯巴比妥、丙戊酸类有较高的致畸率，服用药物的种类越多、剂量越大，危险性越高。

母亲妊娠期间，不能只考虑服药对孩子的不利影响而自行盲目减药、停药，因为癫痫发作，尤其是大发作可能造成胎儿缺氧，危害较大。服药中的癫痫女性患者在怀孕前应在癫痫专科医生的指导下做好计划，将癫痫发作控制到最少，药物尽量由多种减至单种，维持能够控制癫痫发作的最低剂量，整个妊娠期间要定期复诊，必要时需要根据血药浓度调整抗癫痫药物的剂量。定期产前检查，常规服用叶酸及多种维生素,对于妊娠期的癫痫女性应该是有帮助的。做好上述准备工作,大多数发作控制良好的女性癫痫患者是能够正常怀孕和分娩的。

（郝　勇）

○ 摘编自《专家诊治癫痫》

—— 专家简介 ——

郝　勇

郝勇,上海交通大学医学院附属仁济医院神经内科副主任医师,副教授。中华医学会神经病学分会青年委员,上海市医学会神经内科专科分会青年委员会副主任委员,中国卒中学会青年理事会理事。主要从事癫痫、脑炎及脑卒中的诊治及研究工作。

二十一、癫痫：特殊人群特殊治疗

随着社会人口老龄化的加剧，老年性疾病已越来越引起人们的重视。其中，脑血管疾病是老年人面对的头等难题，而由脑血管损伤引起的第一大病症是痴呆，第二就是癫痫。往往由于对癫痫治疗的不够规范而导致癫痫患者病情得不到很好的控制，特别是在一些特殊人群中需要更加个体化的治疗方案。

癫痫是一种神经系统疾病，通常是脑部病变造成的脑细胞突然异常放电引发的脑功能失调。在我国约有 900 万癫痫患者，每年因癫痫发作意外死亡的人数约有 43 万，其中由癫痫所致的智力低下、病情严重影响生活的患者更是不在少数。

在癫痫患者人群调查中发现，癫痫在 20 岁之前有一个发病高峰，20～60 岁的发病率会相对降低，而 60 岁之后，又会出现一个高峰。对于不同的癫痫患者，治疗也是各有不同。

小儿癫痫治疗要趁早！据统计，癫痫患者中有过半的患者为儿童、青少年，而针对儿童癫痫的治疗，提倡早发现、早治疗、早治愈。如诊断正确，用药准确，时间足够，儿童癫痫的治愈率可以达到 50%～60%。所谓治愈是指经过 2～3 年的药物控制后不犯病，且撤药后不再发病。

女性患者怀孕需谨慎！在我国癫痫患者中有近 10 万的年轻女性，癫痫患者能否怀孕，这是临床上一个十分棘手的问题。妊娠合并癫痫影响胎儿生长发育，而妊娠又会加重癫痫的发作，并引发多种并发症。众所周知，妊娠妇女在怀孕初期对药物的应用需十分谨慎，而抗癫痫药物更是会增加致畸的风险。因此，癫痫患者妊娠需要面对一定风险，患者在决定怀孕前首先需和主治医生进行充分的沟通并接受治疗，只有通过正规治疗、正规检查，才能尽可能地降低孕妇及胎儿的危险。故建议：①调整药物品种、剂量，选择一些相对安全的药物品种，并在控制病情的情况下适当减少药量；②小剂量补充叶酸，对孕妇及胎儿可起保护作用；③经常和医生沟通，密切关注癫痫的发病情况。妊娠早期癫痫发作会使胎儿缺氧窒息，而在妊娠后期，如遇癫痫发作，全身肌肉痉挛引起宫缩，可导致早产。

老年患者联合用药需重视！老年人也是癫痫发作的一大人群，超过发病人群的 1/3。老年癫痫患者相对病情较轻，预后较好，容易控制在一个相对良好的状态。但是老年患者在治疗癫痫的同时，本身常有一些其他疾病，如心脑血管疾病或慢性疾病等，因此老年患者通常需要服用多种药物。所以在使用抗癫痫药物的同时要格外注意与其他药物之间的相互影响。此外，老年人对药物的代谢能力相对较差，使用的药物剂量可相对减少，从小剂量开始逐步增加到适宜剂量，但需遵医嘱。

对于癫痫的治疗，大部分患者是以药物治疗为主，小部分患者如药物疗效不佳，需经过专业的术前评估，方可判断能否接受手术治疗。

（汪　昕）

○ 摘编自《家庭用药》

二十二、值得期待的视神经脊髓炎治疗新技术

视神经脊髓炎谱系疾病（NMOSD）是一种免疫介导的中枢神经系统炎性脱髓鞘疾病，简而言之，就是体内产生的自身抗体攻击神经组织，主要遭到破坏的神经组织包括视神经和脊髓。传统的治疗方法如激素和免疫抑制剂治疗NMOSD的效果尚不令人满意，但随着一些新技术和新疗法的出现，大部分NMOSD患者可以达到临床缓解并减少复发，使得 NMOSD 成为可治性强且预后较好的疾病。

血浆置换

血浆置换（PE）是一种成熟的血液净化技术，广泛应用于肾脏内科领域，在神经内科领域也早有文献和指南推荐应用。顾名思义，血浆置换通过分离血浆，过滤掉有害的血液成分，起到治疗的目的。但是也存在一定的问题，由于无选择地过滤血浆，需要补充正常的血液成分，患者需要申请较多量血浆、白蛋白以完成治疗。新型的双重滤过血浆置换（DFPP）方法，首先通过第一层膜分离血浆，然后通过第二层膜分离大分子的免疫球蛋白，保留白蛋白等成分，然后回输到自身体内，高度选择地滤过目标有害成分，也避免了低血容量等不良反应，技术要求低，滤过效果好，在多项临床研究和临床实践中得到肯定，以最小的损害获得最佳的治疗效果。

神经内科疾病谱中，有多种疾病存在体液免疫的机制，DFPP 对这些疾病有着积极的治疗价值，包括吉兰-巴雷综合征、慢性炎性脱髓鞘性周围神经病、多发性硬化、视神经脊髓炎谱系疾病、重症肌无力等。在这些疾病的专家共识、指南推荐中，血浆置换许多都是Ⅰ级证据、A级推荐，作为一线治疗的手段，有不亚于免疫球蛋白的治疗效果。

我们多年来开展血液净化治疗神经免疫性疾病，累积了丰富的临床治疗经验，多数患者疗效佳，少有不良反应。为了更好地服务患者，又购置了血液净化仪，独立开展 DFPP 技术，拟用于上述多种疾病中，从经济和疗效两方面，为患者带来真正的福音。

单克隆抗体

在 NMOSD 免疫治疗策略选择中，与常规免疫抑制剂相比，单克隆抗体具有治疗高度选择性、起效快、长期副作用少等优点，目前单克隆抗体是治疗 NMOSD 最常用的生物制剂。不同单克隆抗体治疗 NMOSD 的靶点不同，疗效也有差异。

干细胞治疗

间充质干细胞（MSC）目前已经在多国被批准用于一些自身免疫性疾病的治疗，并取得了良好的效果。在神经系统的炎性脱髓鞘性疾病的治疗中，如治疗多发性硬化的临床试验证实：静脉注射或者鞘内注射 MSC 均可以改善多发性硬化患者的临床症状，延缓患者的残疾发生，且未发现严重的不良反应。一项观察 MSC 改善多发性硬化患者视神经功能的临床研究发现 MSC 可以有效提高患者的视力，MRI 中视神经的区域经治疗后有所扩大，视觉诱发电位的波幅也有所增高。

管阳太教授团队与美国 Rostami 教授团队合作的研究显示，MSC 为多能干细胞，可以分化为多种类型的细胞，此外 MSC 还具有免疫调节、神经营养双重作用，这些特性决定了 MSC 是治疗神经免疫性疾病的理想细胞来源。在与国内同行的合作中，开展了 hP－MSC 治疗 NMOSD 的试验性临床研究，招募了 5 例 NMOSD 患者，在服用原药物的基础上静脉注射 hP－MSC，随访观察 1 年。1 年后评估复发情况并进行 EDSS 评分，发现相比于单纯服用药物治疗，患者注射 hP－MSC 后复发的频率明显下降，其中 4 例患者 1 年内无复发，有 3 例患者的 EDSS 评分有所下降，这显示出了 hP－MSC 治疗 NMOSD 的潜力。

相信随着干细胞治疗、单克隆抗体、血浆置换等新疗法的进一步成熟和验证，以及更多新技术的出现，NMOSD 将成为一种可以被临床治愈的疾病。

（周夏俊　姚小英　管阳太）

○ 摘编自"上海仁济视神经脊髓炎"微信订阅号

二十三、视神经脊髓炎不同于多发性硬化

多发性硬化和视神经脊髓炎是两种常见的中枢神经系统脱髓鞘疾病。以往，视神经脊髓炎被认为是多发性硬化的一种亚类，两种疾病在诊断和治疗上往往不加以区分。目前，越来越多的证据显示，视神经脊髓炎和多发性硬化是两种不同的疾病。

视神经脊髓炎在亚洲、拉丁美洲等地区发病率较高。我国也属于高发地区，它可能是我国中枢神经系统脱髓鞘疾病的最常见类型。该病常导致反复发作的视力下降、肢体瘫痪、感觉障碍或大小便功能障碍。反复发作后可导致较为严重的神经功能残疾，是青壮年致残的重要原因，该病男女患病比例高达 1∶9。但视神经脊髓炎在欧美白种人中发病相对少见。视神经脊髓炎的视神经损害往往较为严重，双侧同时受损或反复受损的情况较多。脊髓病灶较长，可以有明显的肿胀，颅内病灶更多地分布于中线结构。视神经脊髓炎在治疗上对激素较为依赖，急性期需要激素大剂量冲击，之后口服激素需要缓慢减量，特别是减至 6 片之后需要更慢减量，激素减量过快可导致疾病复发。缓解期可以硫唑嘌呤、环磷酰胺等免疫抑制剂预防或减少复发。用于预防多发性硬化发作的 β 干扰素不推荐用于视神经脊髓炎复发的预防，因其可能会加重视神经脊髓炎的病情。水通道蛋白 4 抗体是视神经脊髓炎的特异性抗体，而多发性硬化水通道蛋白 4 抗体为阴性。视神经脊髓炎合并其他系统性自身免疫病，如干燥综合征等较为多见，但这种情况在多发性硬化并不常见。

多发性硬化好发于白种人，但我国的多发性硬化患者数近年来也有所上升。该病好侵犯年轻人群，男女比例为 1∶2。视神经损害在多发性硬化多为单侧，严重程度较视神经脊髓炎轻。脊髓病灶较短，颅内病灶多位于侧脑室周围，皮质下、小脑脑干也会累及，与视神经脊髓炎不尽相同。治疗上急性期采用大剂量激素冲击，激素减量可较视神经脊髓炎快，多不需要长期口服激素。缓解期可以 β 干扰素皮下注射预防复发。

不论是多发性硬化，还是视神经脊髓炎，均可以视力下降（视神经炎）或脊髓炎（肢体无力、大小便障碍）为首次发病的表现。故出现上述情况时，应当去专业的神经科、眼科门诊进行系统的影像学评估和血液指标化验，以及早明确病因和

疾病分类,预测复发风险,及早开始针对性的干预治疗。

多发性硬化和视神经脊髓炎是引起脑白质脱髓鞘改变的重要原因。但是,需要指出的是,拿到一张磁共振报告,如果报告中描述见到脑白质脱髓鞘,并不一定就真的是上述两种脱髓鞘病。其他很多原因,比如腔隙性脑梗死、脑小血管病等均可能在磁共振报告上显示为脱髓鞘。常常有许多患者拿着脑白质脱髓鞘的磁共振报告来门诊,怀疑或害怕自己得了多发性硬化症,这是多虑了,应该咨询专业的神经科医生,获得解释。

(全　超)

○ 摘编自"好大夫"网站

— 专家简介 —

全　超

全超,博士,复旦大学附属华山医院神经内科副主任医师,上海市医学会神经内科专科分会青年委员。专注于中枢神经系统脱髓鞘疾病,尤其是视神经脊髓炎的临床和科研工作。

二十四、"左眼跳财，右眼跳灾"不靠谱

俗话说"左眼跳财，右眼跳灾"，所以有些人右眼皮跳的时候就担心坏事降临，左眼皮跳的时候就琢磨低头捡钱外加买彩票中奖。结果显然是既没有大祸临头，也没有大发横财。那为什么还会眼皮跳？我们来说说这个话题。

组成眼睑的肌肉中有一种眼轮匝肌，它环绕着眼睛，就像一个扁圆的车轮。当它收缩时，眼睛就会关闭。两只眼睛的眼轮匝肌分别被两根"面神经"掌控着，这两根面神经又被大脑深处的"核团"掌控着。

平时，我们的眼睛一直在不停地眨，这样就可以把泪液刷到角膜和结膜上，从而营养和保护眼球表面的结构，只是人并不会有什么明显感觉。但如果掌管眼睑肌肉的神经受到了过度刺激，就会指挥着肌肉反复收缩，让眼皮连续活动，人就感觉好像是眼皮在跳了。眼皮跳有什么大不了？生活中谁还没有过几次眼皮跳，大部分的眼皮跳都会"转瞬即逝"，你还没来得及琢磨它是什么毛病就已经结束了。事实上，大多数的眼皮跳确实不是什么大毛病，只是眼睛疲劳或者过度紧张罢了。就像你跑了一个 800 米，刚停下来的时候，腿部肌肉肯定还在跳，对于眼睛来说也一样。对于这种生理性的眼皮跳，只要休息休息就好了。

但如果你的眼皮总是不听话，每天都要跳上很多次，而且越来越频繁，持续 1 个月还不好，那就该去医院看看了，不管是一只眼睛跳，还是两只眼睛轮流跳。如果你的眼皮一刻不停地跳，2 周就该去看医生了。如果你两边的眼皮同时跳，别等了，马上去医院吧。能够引起眼皮跳的疾病，最常见的一种是面肌痉挛，另一种是眼睑痉挛，这两种病听上去很像，实际上是完全不一样的。

让我们从根本讲起。如果你能看穿自己的大脑，就会发现大脑里面有着复杂繁忙的"交通"。在我们柔软的脑子与坚硬的脑壳之间，密密麻麻地织着一张由血管组成的网络，每一根血管都在随着心跳而搏动，一刻不停地为大脑供应着血液。

控制全身的各种神经在致密的血管之间穿梭而过，其中有两根从脑干里发出的神经叫作面神经，这两根面神经分别控制我们的左半边脸和右半边脸，掌管着两边脸的表情和味觉。平时，神经和血管各司其职相安无事。但随着人的生长、老化，血管也在慢慢发生变化。年轻时，我们的血管就像一棵生机勃勃的杨

树，所有的枝干笔直地伸向远方。随着年龄的增长，血管好像也松懈、变长了，慢慢变得弯弯曲曲。弯曲了的血管有时候会不小心碰到周围的神经，随着心跳每搏动一次，这根血管就对神经产生一次压迫，天长日久之后，神经表层的髓鞘就被局部磨损了，就好像电线用久了，外面的那层塑料皮被磨掉了一样。如果电线的塑料皮没了，绝缘性变差了，就可能跟它周围的电线发生短路，神经也类似。如果面神经"短路"了，局部神经的电传导就发生了改变，面肌活动就会增强，我们就出现了眼皮跳，甚至是整个半张脸都在抽动。

医学研究显示，面肌痉挛最常见的原因就是面神经根部受血管压迫。我们左右两侧的面肌分别受两根面神经控制，而两根神经很少会同时都被压迫到，所以面肌痉挛往往是单侧发病，比如早期的时候是一侧眼皮跳，严重了之后不仅眼皮跳，同侧的嘴角也会跟着抽动，甚至有人出现同侧的耳鸣、下巴抽动，但很少出现两边都跳的情况。

一些面瘫的人在恢复期也会出现面肌痉挛。面瘫是因为面神经本身发生了病变，如果神经的某个位置被"卡断"了，在恢复期，脑子里会慢慢发出一些细小的神经重新去支配面部肌肉，但新生的神经还没有发育完善，就会导致面部的抽动，比如眼皮跳、嘴角向上抽动、嚼东西的时候眼睛不自主地闭起来。这类抽动都发生在面瘫之后，不会出现在面瘫前，所以没面瘫史的人，眼皮跳就不必考虑这个原因了，倒是长期面肌痉挛的患者会出现轻度面瘫迹象。

面神经能指挥我们的面部肌肉，这两根神经以及人体其他神经的运动又受到更高一级的"司令部"统一指挥，指挥官就是大脑深部的核团（我们的神经都是有根的，这个根叫作神经元，而一堆神经元待的地方就是核团）。如果核团出了问题，就可能导致眼睑痉挛。这回毛病出在更高一级了，控制面神经的"司令部"出毛病了，所以两根面神经和被它们控制的肌肉都会被乱指挥，于是眼睑痉挛的患者就会两眼同时跳，而且是上下眼皮都在跳。

除此之外，梅热综合征也同样会引起眼皮跳，而且发病的原因也同样是脑内核团兴奋性增强，所以它跟眼睑痉挛到底是同一种病，还是不同的两种病，学者们还在争论。梅热综合征的早期也是双侧眼皮跳，跟眼睑痉挛几乎没办法鉴别，但是到了后期，大多数人会出现嘴巴不停地动，才能被诊断为梅热综合征，医生们现在也只能靠这点来判断。

很多人不把眼皮跳放在心上。有些人可能已经持续跳了1年，直到出现了嘴角抽动才去看医生。如果是面肌痉挛，虽然不会有太严重的后果，但一只眼睛频繁抽动，读书、看报等还是会有障碍。如果是眼睑痉挛，日常生活就很可能会受到影响了。

　　眼睑痉挛的症状除了眼皮跳，有时候还会表现为眼皮发紧、发沉，睁眼睛比较费力，甚至有时候看起来眼皮向下耷拉着。眼睑痉挛都是两侧的眼皮同时出毛病，严重时如果两只眼睛同时睁不开，问题就麻烦了。有的患者一倒开水眼睛就睁不开了，有的患者一过马路眼睛就闭起来了，这种"功能性盲"很容易造成严重的后果。况且，病总是越到晚期越难治，眼睑痉挛严重时可能吃药已经控制不了了，需要长期注射肉毒毒素来控制。所以提醒大家，有病赶紧治，早治早轻松。

（靳令经）

○ 摘编自"搜狐健康"网 2012 年

—— 专家简介 ——

靳令经

　　靳令经，同济大学附属同济医院神经内科主任医师，教授，博士生导师。中华医学会神经病学分会青年委员，中华医学会神经病学分会帕金森病及运动障碍学组委员，中国医师协会神经内科医师分会帕金森病与运动障碍专业委员会委员，上海市医学会神经内科专科分会青年委员会副主任委员。擅长帕金森病、肌张力障碍的诊治及高选择性肉毒毒素治疗技术。

二十五、闹心的不宁腿综合征

经常会在门诊碰到这样的患者，就诊时不经意间提起与就诊内容不太相关的问题，即在夜间入睡时双下肢感觉不适，但在白天却没有任何异样。这些患者所患疾病可以各不相同，但是夜间双腿的不适却有共同点。临床将称这种现象称为"不宁腿综合征"。患者对不宁腿症状的忽视以及非神经科医生对不宁腿症状知晓率偏低，经常造成漏诊或误诊。

深夜不适，影响睡眠

患者的不适多在睡觉前，特别是夜间 23 点至次日凌晨 4 点最为严重。患者常常感觉到小腿深部难以描述的不适感（如蠕动感、蚂蚁爬、虫子咬、瘙痒、刺痛、烧灼、触电感等），可出现在单侧或双侧，也可出现在大腿或上肢；有些患者还可伴有周期性肢体运动，表现为睡眠时单侧或双侧腿部刻板、重复的快速屈曲或伸张运动。这些症状迫使患者有强烈的要活动的感觉，如按摩腿部、翻来覆去、走来走去等。持续活动可使不适感部分或全部缓解。轻者在床上和椅子上伸展一下肢体即可缓解症状，重者需来回踱步、搓揉腿部、伸曲肢体。有些患者需要敲打腿部，才能减轻症状。重新平躺或坐下后数分钟至 1 小时，上述症状常常再次出现，严重影响睡眠。

病因多样，不容忽视

不宁腿综合征的发病机制目前尚未明确，它可以分为原发性和继发性两种。原发性不宁腿综合征的原因不明，往往有家族遗传性；继发性不宁腿综合征患者的病因种类多样，通常这类患者有明确的疾病史，且原发疾病病程较长，其原发疾病可包括尿毒症、缺铁性贫血、叶酸和维生素 B_{12} 缺乏、干燥综合征等。另外一些怀孕的妇女或者服用神经损伤药物的患者也可出现不宁腿的表现。此外，不宁腿症状也常出现在帕金森病患者身上，在病程早期就可有所表现，即患者出现肢体活动不灵活、肢体抖动或步态不稳的同时，也会合并不宁腿症状。由于帕金森病程早期症状不典型，容易被患者忽略，如近期出现不宁腿症状，应对日常的活动能力、姿势、步态等多加关注，如有异常，建议及早至神经专科门诊就诊，以明确有无帕金森病可能。

治疗原发病，补充神经递质

目前，不宁腿综合征的诊断主要依据临床表现和一些实验室及影像学检查。检查的目的主要用于明确为原发性或继发于其他疾病。如伴有明确的系统疾病如尿毒症、缺铁性贫血、叶酸和维生素 B_{12} 缺乏、干燥综合征等，积极治疗原发疾病可能会使不宁腿症状有所改善；无其他病因的不宁腿或者帕金森病伴发不宁腿的患者，治疗优先推荐激活脑内的神经递质多巴胺受体或补充少量的多巴胺神经递质。经过合理的治疗后，不宁腿的症状会得到明显的改善。

（刘振国）

○ 摘编自《家庭用药》2016 年

二十六、神经干细胞及其在神经科学领域应用展望

干细胞的概念由来已久，是指有多种分化潜能和自我更新能力的细胞。干细胞是机体的起源细胞，是形成人体各种组织器官的原始细胞。在一定条件下，它可以分化成多种功能细胞或组织器官，医学界称其为"万用细胞"。干细胞生物学研究与应用几乎涉及所有生命科学和生物医药学领域。而神经干细胞在体外的成功培养对神经系统损伤修复和退行性疾病的治疗具有划时代的意义，为神经组织的结构和功能重建提供了新的手段，具有广阔的应用前景。

神经干细胞的生物学特性

神经干细胞是指具有分化为神经元和神经胶质细胞的能力，能自我更新，并足以提供大量脑组织细胞的细胞。

（1）神经干细胞的增殖：神经干细胞以对称分裂和不对称分裂方式进行增殖。

（2）神经干细胞的组织相容性：神经干细胞是未分化的原始细胞，不被免疫系统识别，当移植入中枢神经系统后不具有免疫排斥反应。

（3）人类神经干细胞：实验证实，人类神经系统分离出的多潜能细胞可以后天大量、长程增殖，为细胞移植解决了来源问题。更令人鼓舞的是已发现成年人脑内如海马也存在神经元前体细胞，为开展内源性移植奠定了基础。

神经干细胞应用展望

（1）细胞移植替代疗法：神经干细胞移植可以治疗多种中枢神经系统疾病。①细胞移植治疗神经退行性疾病。神经退行性疾病主要是指一类神经元的结构和功能进行性损伤的疾病，包括帕金森病、阿尔茨海默病、亨廷顿病，这类患者大脑神经元持续丢失或者破坏，并无大量神经元再生代替。这正是神经干细胞移植治疗此类疾病的关键。②细胞移植治疗缺血性脑损伤疾病。虽然缺血性脑损伤后能刺激机体内源性神经干细胞的增殖分化，但数量有限，外源性给予神经干细胞仍然是研究热点。③细胞移植治疗脑创伤。脑创伤是由于外界的机械因素

作用于脑部而导致的一种严重脑损伤,神经干细胞因其能补充受伤的脑组织,而成为今后临床治疗的研究热点。④细胞移植治疗遗传代谢性疾病。遗传代谢性疾病是由于维持机体正常生长代谢的酶、载体蛋白、受体等编码基因发生突变,导致其编码的产物功能发生改变而出现相应症状的一类疾病。因此,用正常的干细胞移植方法增加正常编码的产物可能成为治疗该类疾病的方法。

（2）基因治疗载体:目前已经能够从发育中的甚至成年的中枢神经系统分离出干细胞,并可将这些细胞在体外培养成永生化的细胞系,使之成为体外转基因载体。随着研究的深入,相信人类永生化的神经干细胞株将成为新的有前途的基因治疗载体。

对中枢神经系统的损伤或病变部位实行干细胞替代或转基因治疗是新发展起来并极有前景的神经病学治疗策略,过去 10 年在神经干细胞生物学领域取得了巨大进步,使不久的将来这项技术从实验室走向临床成为可能。

（韩　燕）

○ 摘编自《国外医学:神经病学·神经外科学分册》2001 年

—— 专家简介 ——

韩　燕

韩燕,上海中医药大学附属岳阳中西医结合医院神经内科副主任医师。中国医师协会神经内科医师分会委员,中国卒中学会遗传学分会委员,中国卒中学会青年常务理事,上海市医学会神经内科专科分会青年委员,上海市中西医结合学会神经病学分会常务委员。从事脑血管病研究,开展基于药物基因组学和血小板活化功能检测指导下的临床个体化抗血小板治疗。

二十七、眼皮下垂的"无力"少年

小张是一位英俊的少年。可是近几个月来，他感觉到眼皮下垂，两侧眼球转动不灵活，看东西呈双影，咀嚼费劲，举步困难。小张曾多处求医问药，均不见效。后来至上海长海医院神经科就诊，经详细询问病史和检查，医生发现小张的眼肌、咀嚼肌和四肢骨骼肌均呈无力状态。当肌内注射新斯的明半小时后，症状明显改善，最后确诊小张患的是重症肌无力。

重症肌无力是一种由乙酰胆碱受体抗体介导的、神经-肌肉接头传递功能障碍的自身免疫性疾病。起病隐秘，容易误诊。多年临床实践表明重症肌无力的最大特点是：肢体无力，症状晨轻晚重，休息或肌内注射新斯的明后即能好转。这种病开始大多表现为眼部和面部肌肉无力、眼皮下垂、眼球活动困难，甚至眼球完全固定不动；有的患者咽喉肌无力，讲话费力带鼻音；有的患者咀嚼吞咽困难、进食慢；有的患者四肢无力，抬头、举物、穿衣或行走乏力，甚至卧床不起，翻身困难；还有的患者胸闷气短、呼吸困难，出现"危象"，可谓症状多种多样，病情各不相同。

各种年龄的人都可以患这种病，年平均发病率为(8.0～20.0)/10万人。在40岁之前，女性发病率高于男性；40～50岁男女发病率相当；50岁之后，男性发病率略高于女性。儿童多表现为眼肌无力，成人可出现全身无力。大约85%的重症肌无力患者有胸腺增生，约10%的患者伴有胸腺瘤，多发生于40岁以后的男性。这类患者应及时进行检查，如相关抗体、肌电图检查(低频重复电刺激)、纵隔CT扫描等，尽早明确诊断。

采用溴吡斯的明一类药物治疗，可以暂时增加肌力，药效一般可维持4～6小时，但必须按时反复用药。此外，还必须进行免疫治疗，常用激素如地塞米松、泼尼松等，免疫抑制剂如环磷酰胺、硫唑嘌呤等；对于病情急性进展、手术前准备的患者，可静脉注射人免疫球蛋白，多于使用后 5～10 天起效并持续 2 个月左右。对胸腺进行放射或微波介入治疗，可使胸腺变小，取得较巩固的疗效。前文提到的那位英俊少年，就是采用这种疗法，才完全恢复健康。若全身无力、药物疗效不佳，也可采用胸腺切除手术治疗。发病 5 年内的女患者手术疗效较好，所以该病一旦确诊就应该及早治疗。伴有胸腺瘤的患者，原则上应争取手术治疗，尽可能切除病灶。从中医角度来说，重症肌无力主要缘于脾虚，实验研究证实，重用黄芪确有一定疗效。除上述治疗外，平日还应注意保暖和饮食卫生，预防感冒和腹泻，不要使用影响神经肌肉传导的药物。重症肌无力患者慎用的药物包括：部分激素类药物，部分抗感染药物（如氨基糖苷类抗生素、喹诺酮类等以及两性霉素等抗真菌药物），部分抗癫痫药物（如苯妥英钠、乙琥胺等），部分心血管药物（如利多卡因、奎尼丁、β 受体阻滞剂等），部分抗精神病药物（如氯丙嗪、碳酸锂、地西泮、氯硝西泮等），部分麻醉药物（如吗啡、哌替啶等），部分抗风湿药物（如青霉胺、氯喹等）。

重症肌无力一般病程长达数年或数月，病情也容易波动，故需要积极防治，耐心调治，注意休息、保暖，避免劳累、受凉、感冒、情绪波动等，才能提高疗效。

（涂来慧）

○ 摘编自《大众医学》1996 年

—— 专家简介 ——

涂来慧

涂来慧，海军军医大学附属长海医院原神经内科主任医师、教授。曾任中华医学会神经病学分会神经肌肉病学学组组长、临床神经生化学学组委员及上海市医学会神经内科专科分会委员。擅长重症肌无力、多发性硬化、多发性神经根炎的诊治。

二十八、失眠与其危害

　　睡眠是人类最重要的生理需求之一，人的一生中约有 1/3 的时间在睡眠中度过。人类睡眠最显著的特征是随年龄增长，总睡眠及深睡眠时间逐步减少。失眠是最常见的睡眠障碍类型，全球约 30％的人群存在失眠，我国失眠发生率则高达 45％以上。失眠表现形式多样，包括入睡困难、睡眠维持障碍、早醒、睡眠质量下降和总睡眠时间减少等。

常见失眠类型及表现

　　心理生理性失眠：约占失眠患者的 15％，女性常见，青年期起病，中年期逐渐加重。多感觉晨起后头脑不清晰，可表现为焦虑，急躁，精力不足，注意力、警觉性和食欲下降。常因患者过分注意睡眠问题引起。

　　抑郁相关性失眠：抑郁症与失眠常一起出现。抑郁症表现为情感低落、思维迟缓、意志消沉等，严重时伴有厌世情绪。患者常感到疼痛、心悸、胸闷、食欲减退、便秘、失眠等躯体症状，早上重于下午，多因无法找到病因反复就诊。抑郁相关性失眠以凌晨早醒为主，且醒后无法再次入睡。

　　焦虑相关性失眠：焦虑症以广泛性焦虑(慢性焦虑)和发作性惊恐状态(急性焦虑)为主要表现，常伴有头晕、头痛、胸闷、心悸、呼吸困难、面红、口干、尿频、尿急、出汗、颤抖和运动性不安等症状。焦虑相关性失眠以入睡困难或睡眠不深、易醒为主，常从梦中惊醒伴恐惧感。

　　主观性失眠：患者坚信自己"失眠"，夸大其入睡困难和低估其睡眠维持时间，但客观检查失眠却不明显。

　　睡眠卫生习惯不良：因不良生活习惯导致入睡困难，如睡眠时间无规律，午睡或卧床时间过多，卧室光线、室温影响，以及睡前从事易兴奋的活动等。

失眠对身体的影响

　　好的睡眠有助于消除机体疲劳、保护大脑、巩固记忆、促进智力与生长发育、增强免疫力、维护心理健康和延缓衰老，最近研究还发现睡眠对潜在神经毒性物质起到清除作用。国际著名期刊《自然》报道如果每天睡眠时间少于 7 个小时，与痴呆相关的异常蛋白沉积就会增多；如果睡眠时间少于 6 个小时就会显著恶化（下图中颜色越深，代表人脑中痴呆相关蛋白沉积越多）。

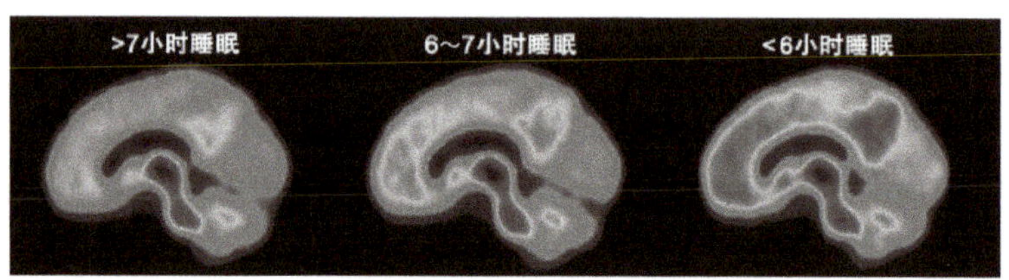

▲　失眠与痴呆的恶性循环

不仅睡眠障碍可以导致痴呆，痴呆也伴随着睡眠障碍。34%～82%的痴呆患者会出现睡眠障碍，睡眠障碍不但明显降低痴呆患者及家属的生活质量，还可进一步加速患者记忆力的下降。老年性痴呆的睡眠障碍包括入睡困难、夜间觉醒次数增多、早醒、睡眠中拳打脚踢、滚落下床、睡行症、梦魇、日间"打盹儿"或小睡明显增多，中重度痴呆患者常出现"日落综合征"（指黄昏时分出现一系列的情绪和认知功能的改变，如情绪紊乱、焦虑、亢奋和方向感消失等，持续时间为几个小时或者整个晚上）。

睡眠质量差是老年人常见的问题，但未引起足够重视；而现在越来越多的中青年也深受失眠困扰。由于睡眠对人体健康至关重要，呼吁大家切不可对失眠掉以轻心，应及时就医早期改善睡眠质量，从而避免老年罹患痴呆。

（尹　又　庄建华）

○ 摘编自《2016 世界老年痴呆日认知障碍专刊》

── 专家简介 ──

尹　又　庄建华

尹又，海军军医大学附属长征医院神经内科副主任，副主任医师，副教授，硕士生导师。中国医师协会神经病学医师分会青年委员，上海市医学会神经内科专科分会青年委员，中国老年医学会认知障碍分会常务委员，全军神经重症学组委员。擅长痴呆、睡眠障碍、焦虑抑郁的诊治。

庄建华，海军军医大学附属长征医院神经内科主任，副主任医师，副教授。上海市医学会神经内科专科分会委员，全军神经病学委员，中国中西医结合眩晕病专业委员会青年副主任委员，中国医师协会神经内科医师分会睡眠障碍专委会副主任委员。擅长眩晕、睡眠障碍的诊治。

二十九、睡梦中的"舞蹈"

　　老李今年 60 岁了，身体一向健康，但是最近在他身上发生了一些奇怪的事情，在夜晚大家都酣然入睡的时候，老李突然开始在睡梦中手脚挥舞，好似舞蹈表演一般，严重时还会出现大力的挥拳、踢腿和大声喊叫，甚至从床上掉下来。老伴被他吵醒后把他叫醒，而他自己却不知道发生了什么，只记得刚刚在梦中被别人追赶。更糟糕的是这种情况越来越严重，几乎每周都有 1～2 次发生，几个月下来，老李已经数次撞破了胳膊、跌破了头，甚至还打伤了老伴。老李开始对晚上睡觉这件事恐惧不已，不得不到医院来求助，老李究竟哪里出了问题，夜间睡梦中的奇怪"舞蹈"究竟是怎么回事？

　　老李到医院就诊后，医生详细询问了老李的症状，并做了身体检查，一系列检查过后，医生告诉老李，他的这种睡眠中异常活动行为在医学上是一种睡眠障碍疾病，称为快速眼动期行为障碍。什么是快速眼动期行为障碍？我们一整晚的睡眠分为快速眼动睡眠期和慢波睡眠期，正常情况下，在快速眼动睡眠期我们全身的肌肉是放松、松弛的，因此我们的手脚和身体是不能活动的，只有眼球可以自由转动，因此也是"快速眼动睡眠期"名字的由来。当这个睡眠期出现问题的时候，我们身体的肌肉将不再保持松弛状态，而是出现异常的活动行为，这些行为动作多与当时的梦境有关，这种异常的睡眠状态就被称为"快速眼动期行为障碍"。这类睡眠疾病多见于 50～70 岁的中老年人群，病因至今不是非常明确，医学家研究发现它的出现可能与神经系统退化性疾病有密切关系，比如帕金森病、老年痴呆、路易体痴呆、多系统萎缩等，快速眼动期睡眠行为障碍有时会与这些神经退化疾病一起出现，有时甚至会早于这些疾病数年出现。

　　快速眼动期睡眠行为障碍的主要表现为睡眠中突发的、大幅度的运动行为，如在床上挥动手臂、踢腿、喊叫、起床，偶可出现磨牙、大笑、唱歌等。这些行为可以对本人或同床者造成伤害，甚至造成严重的后果，通常需要极大声音或触动才能将睡眠者唤醒，唤醒后他们多能描述生动的、内容各异的梦境，这些剧烈的行为动作常与梦到的内容密切相关。这种现象一般在入睡一个半小时左右、进入快速眼动睡眠期时出现，发作频率数周一次到每晚数次不等。有这种症状发作的人不得不采取一些自我保护措施，比如将自己绑在床上，使用睡袋，或者睡在只有一个床垫的空屋子里等，久而久之给自己和家人都带来巨大痛苦，甚至对睡觉产生了恐惧。

知道了这种睡眠疾病的存在，我们应该怎样及时地检查发现它？临床上医生可以通过详细询问病史、临床表现及多导睡眠图检查发现此类疾病。多导睡眠图检查是一种对睡眠情况客观评价的检查手段，通过这项检查可发现特定的快速眼动期睡眠时出现的异常肌肉活动，并且可以排除其他一些睡眠期发作性疾病，如睡眠期的癫痫发作、梦游症、睡惊症等。

快速眼动期睡眠行为障碍可以通过药物治疗来改善，小剂量的氯硝西泮就可以减少夜间睡眠中的身体活动。同时还应注意采取睡眠安全保护措施以防止继发性损伤，如床边安装护栏，床旁不要放置尖锐、易碎物品等，这些措施均有助于减少发作时可能出现的潜在危险，对于不能用药物治疗或药物治疗效果不好的人尤为重要。

由于快速眼动期睡眠行为障碍与帕金森病、痴呆、多系统萎缩等神经系统退化疾病之间关系密切，所以当夜晚出现上述睡眠期可疑症状，甚至白天有行动迟缓、肢体僵硬、记忆力减退等症状时，请及时到医院就诊，跟医生详细沟通，完善检查，做到早发现、早治疗。

（张　琳　赵忠新）

○ 摘编自《医师在线》2015 年

—— 专家简介 ——

张　琳　赵忠新

张琳，海军军医大学附属长征医院神经内科副主任医师，副教授。中国睡眠研究会睡眠医学教育专业委员会常务委员，全军癫痫和脑电图学组委员，上海市医学会脑电图与临床神经生理专科分会委员。擅长睡眠障碍、癫痫的诊治。

赵忠新，海军军医大学附属长征医院神经内科主任医师，教授。中华医学会神经病学分会常务委员、睡眠障碍专业组组长，中国医师协会神经病学分会常务委员。擅长老年病、癫痫、睡眠障碍的诊治。

三十、浅谈糖尿病性神经系统并发症及其治疗

糖尿病是一种由胰岛素分泌缺陷或胰岛素作用障碍所致的以高血糖为特征的代谢性疾病。糖尿病是一种全身性疾病，持续性血糖升高可导致全身多个器官功能受损，包括糖尿病视网膜病变、糖尿病肾病以及糖尿病性神经系统病变。糖尿病性神经系统并发症是糖尿病导致的神经系统多种病变的总称，可累及神经系统多个部位。它不仅发病率高，而且给患者的身体和心理带来巨大的痛苦。

临床表现

糖尿病性神经系统并发症包括6大类：糖尿病周围神经病变、糖尿病性自主神经病变、颅神经病变、脊髓病变、脑部病变、糖尿病性骨骼肌病变，此6大类并发症临床表现各异。

（1）糖尿病周围神经病变是最常见的类型，主要表现为感觉减退，如麻木感、对冷热不敏感、痛觉迟钝等，或者有蚂蚁爬行感、烧灼感，通常下肢比上肢严重。

（2）糖尿病性自主神经病变表现多样，可出现体位性低血压，即站起或快速改变体位时，出现头晕眼花、站立不稳甚至摔倒的情况。部分患者表现在心脏方面，出现心率增加，大于90次/分，而且不随活动或休息而变化。严重者患冠心病无心绞痛，甚至出现"无痛性"心肌梗死。许多患者还可出现胃肠道表现，如饱胀、餐后不适、恶心、呕吐、上腹痛、胃灼热、便秘、便秘和腹泻交替等，尿不尽、尿潴留、男性阳痿亦不少见。

（3）糖尿病性颅神经病变表现为面部的异常，如抬眼费力、眼睑下垂、看东西时有重影（复视）、口角歪斜等。

（4）糖尿病性脊髓病变较少见，可有走路不稳、踩棉花感、易跌跤。

（5）糖尿病性脑部病变分为急性和慢性两大类，急性血糖升高可致糖尿病性酮症酸中毒、高渗非酮症性糖尿病昏迷、大脑功能紊乱等。慢性高血糖患者由于脑动脉硬化，可导致急性脑血管意外的发生，包括脑梗死及脑出血；慢性

糖尿病还可导致糖尿病性脑病，主要表现为脑萎缩、记忆力减退，严重者可发展为痴呆。

（6）糖尿病性骨骼肌病变表现为肌无力、肌肉酸痛、肌肉萎缩等。

发病机制

糖尿病性神经系统并发症的发病机制还不是很明确。糖尿病性大血管病变和微血管病变是产生糖尿病性脑血管病的主要原因。糖尿病性小血管病变则是糖尿病的特点，糖尿病通过影响小血管内皮细胞功能，导致内皮细胞增生，血流速度降低，内膜增厚，基底膜变性与玻璃样变，最后导致小血管阻塞，这也是糖尿病性脑血管病以小血管梗死比例较高的可能原因。

防治结合

因为糖尿病性神经系统并发症临床表现多样，发病机制还不明确，同时目前缺乏特异性的治疗方法，因此，预防为主、防治结合是关键。

（1）控制血糖，纠正高血压、血脂紊乱：良好的血糖控制是预防和治疗糖尿病性神经病变的基本措施，而且无论病程长短，控制血糖均可改善神经症状。因此，应稳定血糖水平，合理使用降血糖药物，当血糖控制不佳时，及时到医院调整药物种类和剂量，必要时用胰岛素来控制血糖水平。控制血压、血脂也十分重要。他汀类降脂药以及良好的血压控制可以减轻氧化应激带来的损伤，纠正糖尿病神经病变的多种异常。

（2）改善微循环：钙拮抗剂可增加神经血流量，改善神经缺血、缺氧的状态，预防和治疗神经病变。前列腺素 E 可扩张血管、减轻血液黏稠度、抗血小板聚集，从而达到改善神经血供的作用。

（3）抗氧化应激：α 硫辛酸等抗氧化剂能够增加神经营养血管的血流量。

（4）营养神经：①甲钴胺（甲基维生素 B_{12}），与一般的维生素 B_{12} 不同，它能够渗入神经细胞内，修复受损的神经细胞，明显改善神经病变的症状，最好先注射给药，症状缓解后改为口服。②神经生长因子，能改善周围神经病变所引起的肢体疼痛。

（5）其他：包括高压氧、自由基清除剂、免疫抑制剂、糖化作用抑制剂、中药治疗等。

（6）对症治疗：①止痛，三环类抗抑郁药和抗惊厥药阿米替林、卡马西平等。②饱胀、餐后不适者可少吃多餐，同时加用多潘立酮等药物。③直立性低血压患者，应注意缓慢起立，穿弹力袜或辅以中药生脉散等治疗。

　　良好地控制血糖，了解糖尿病性神经系统并发症的表现，早期发现，早期治疗，才能最大限度地避免该病的危害。

（赵玉武）

○ 摘编自《上海大众卫生报》2016 年

—— 专家简介 ——

赵玉武

　　赵玉武，上海交通大学附属第六人民医院神经内科主任，主任医师。中国卒中学会免疫分会副主任委员，中国免疫学会神经免疫分会委员，中国卒中学会移动医疗分会委员等。擅长脑血管病、神经免疫性疾病、糖尿病神经病变的诊治。

CHAPTER TWO

问名医

头｜痛｜头｜晕

1. 难缠的偏头痛，除了止痛药还有什么治疗办法

偏头痛是一种常呈一侧或双侧反复发作的头痛，一部分人伴有恶心、呕吐、畏光、畏声，少数典型病例发作前有视觉、感觉和运动障碍等先兆。偏头痛发作频繁，持续时间长，称为慢性偏头痛，这是一种非常难缠的偏头痛。头痛起来严重影响日常生活和工作，患者辗转求医，效果不理想。最后造成的印象就是想要暂时中止这种难缠的头痛，只有止痛药一种办法，而且止痛药的持续时间也不长。

其实，偏头痛的治疗主要以终止头痛发作、缓解伴发症状、预防复发为目的。可以采用的治疗手段有药物治疗、按摩、理疗、放松训练、生物反馈治疗、音乐疗法、认知行为治疗、针灸等。严重的偏头痛被 WTO 定为高度致残的慢性疾病之一，给患者的家庭及社会造成了沉重负担。对于长期反复头痛的患者，当每月发作超过 15 天，就可能达到了慢性偏头痛的诊断标准，各种口服头痛治疗药物的疗效对于这类患者常常都不理想。

近年来研究表明，肉毒毒素治疗慢性偏头痛有显著疗效并且副作用小。神经专科医生通过分析后，将合适剂量的肉毒毒素分别注射到患者的额肌、颞肌、枕肌及眉间肌，就可能缓解头痛，整个治疗过程 10 余分钟，简便易行。一次注射通常可维持 3～6 个月，定期定量注射肉毒毒素，能够以最低的剂量取得满意的疗效。

（刘务朝　靳令经）

2. 偏侧头痛就一定是偏头痛吗

偏头痛是最常见的神经血管性头痛，多表现为单侧头部跳痛，可以左右两侧交替出现，或者双侧额颞部同时发生，因此，偏头痛大多数为单侧头部疼痛，但少数情况下也有双侧头痛。另外，偏头痛是中到重度疼痛，患者多有恶心、呕吐或畏光、畏声，持续时间 4～72 小时，日常运动会加重头痛。其中 10% 的患者在发

病前可能有视觉、感觉、运动等发作前症状,这些症状多持续 5～60 分钟。但偏侧发作的头痛并不是只有偏头痛,还包括以下几种头痛。①丛集性头痛:这种头痛多在单侧眼眶周围、眼眶后、额颞部呈烧灼样绞痛,临床中极少出现双侧疼痛,疼痛程度非常剧烈,男性多,在下午或夜间发作,每次发作持续几十分钟到 2 小时,春秋季发作,多伴有疼痛侧的结膜充血、流泪、鼻塞、流涕。②痛性眼肌麻痹:主要原因为眶上裂和海绵窦的炎症,患者常出现单侧眶周、眶后疼痛,眼球不能活动,额头部位麻木,使用激素后往往会好转。③眼源性或耳源性头痛:比如单侧青光眼可以出现同侧眶周、眶上部位的疼痛,可以伴有恶心、呕吐,测量眼压可以确诊,另外,中耳炎或乳突炎也可以出现单侧耳朵周围、颞枕部的疼痛,耳后可以有压痛。因此,单侧头痛不一定是偏头痛,而偏头痛也不完全是偏侧头痛。

（苏敬敬）

3.　日常生活中哪些原因可能导致偏头痛发作

大约 85％的偏头痛患者可能有诱发因素,生活中常见的可能诱发因素有:①饮食,可能导致偏头痛发作的饮食包括巧克力(含苯乙胺、咖啡因)、含咖啡因的食物(比如茶、咖啡、碳酸饮料、巧克力)、酒类(常见的是红酒,包含亚硫酸盐、组胺、黄酮类等)、含酪胺的食物(奶酪、腌制品、熏制品以及发酵食品)、含亚硝酸盐和硝酸盐的食物(如泡菜、发色剂、防腐剂、腌制品和熏制品等)、味精(含谷氨酸钠)、糖精(含天门冬酰苯丙氨酸甲酯)、柑橘类水果(如橘、橙、柑、柚子、柠檬等,含酪胺成分)。②睡眠障碍,比如睡眠过多或过少都会导致偏头痛发作。③过度劳累和压力过大会使得大脑中传递疼痛信号的神经更加敏感,从而导致偏头痛发作。④天气变化,比如天气突然变冷、变热,湿度过高都可能使得偏头痛的发作频率增高。⑤强烈的气味,比如油漆、涂料、香水可能扰乱神经系统的正常传递,从而诱发偏头痛的发生。⑥运动习惯的改变,比如突然剧烈运动,都有可能造成严重的偏头痛发作。

因此,全面了解偏头痛的诱发因素,对于预防偏头痛发作、改善偏头痛症状、提高患者生活质量将大有帮助。

（苏敬敬）

4. 偏头痛会遗传吗

门诊经常会遇到这样的情况,母亲患有偏头痛,她的子女也经常有偏头痛发作,实际上,大约有一半的偏头痛患者有家族遗传倾向。偏头痛是一种遗传因素和环境因素共同起作用的疾病,它的具体遗传病因现在并不是完全清楚。唯一被证实符合传统遗传规律的是家族性偏瘫性偏头痛,它是一种单基因疾病,临床症状为:发作前有运动障碍症状,接着出现偏头痛发作,而且患者亲属也有这种疾病的发生。现在已经证实有 3 个基因与这个疾病有关系:*CACNA1A*、*ATP1A2*、*SCN1A*。这 3 个基因突变都可能导致神经传递异常、神经元过度放电、皮质扩散性抑制的发生,从而导致偏头痛的发作。

因为偏头痛发作性别差异很明显,女性多见,说明与雌激素相关的基因可能与偏头痛发作有关系,比如雌激素受体基因,可能会增加偏头痛发作的频率。

另外,神经肽相关基因、5-羟色胺系统相关基因、多巴胺能系统相关基因、血管因子相关基因都有可能与偏头痛发作有关。偏头痛的有些遗传原因现在还处于实验研究阶段,这些偏头痛遗传方面的研究将来有可能为偏头痛的治疗提供帮助。目前看来,偏头痛这个病只有极少数情况下会遗传,是一种单基因遗传病,大多数情况下是多种因素共同作用而引起的一种疾病,而并不是遗传病。

(苏敬敬)

5. 精神紧张也会引起头痛吗

如果长期处于抑郁、焦虑、精神紧张和过度疲劳的状态下,可能会诱发头痛发作,临床中最常见的是紧张型头痛。紧张型头痛是成人起病的最常见的头痛类型,好发于双侧前额部、头顶部、后枕部,呈压迫性紧箍感,有时候有胀痛、钝痛,可持续数日、数周或长期存在,一般不影响日常生活或工作,不伴有恶心、呕吐,或畏光、畏声,没有前期症状,这种患者多伴有颅周肌肉、颈肩部肌肉压痛,患者多诉说存在颈肩部肌肉僵硬感,活动不灵活,其最大的临床特点为:患者多伴有精神紧张、焦虑、失眠,有的患者需要长期服用镇静安眠药。现在认为紧张型头痛的发生机制包括中枢和外周两种机制,一方面,长期颈肩部肌肉疲劳导致的颈肩部肌肉或肌筋膜持续性收缩、肌细胞缺血,另一方面,中枢的神经递质通路传递障碍,上述两方面机制共同作用可能导致头痛的发生以及抑郁和焦虑的形成。因此,抑郁和焦虑可以是头痛的继发现象,反过来,存在抑郁和焦虑的患者又可能诱发或加重头痛的发作。

对于存在抑郁、焦虑、失眠的头痛患者一般需要抗抑郁和抗焦虑治疗。目前证实具有确切临床疗效的是双通道阻断剂,比如5-羟色胺和去甲肾上腺素再摄取抑制剂文拉法辛,5-羟色胺再摄取抑制剂如氟西汀、帕罗西汀也有临床疗效,可以尝试。在慢性头痛预防方面,三环类抗抑郁药阿米替林效果比较好。另外,可以短期服用苯二氮䓬类镇静催眠药,比如地西泮、阿普唑仑等,也可以结合心理和物理疗法。

（苏敬敬）

6. 患有偏头痛，使用止痛药为什么越来越不管用了

经常会有患者问:头痛开始服用止痛药管用,为什么越吃越没用了呢?这种患者往往头痛发作比较频繁,导致他们头痛发作时就要服用止痛药,开始服用止痛药后效果明显,一旦不服用头痛会加重,而且使用止痛药的剂量越来越大,所以就形成了身体和心理对止痛药的依赖。长此以往就会出现即使服用了止痛药效果也越来越差,但不服药会更痛的现象,出现头痛迁延不愈,患者所说的"一天到晚都痛"就是药物依赖性头痛,或药物滥用性头痛。

为什么会出现这种情况? 实际上,止痛药对中枢神经系统有不同程度的影响。如果长期或大量服用止痛药,会逐渐减弱中枢神经系统本身存在的抗痛机制,反而可能出现痛觉过敏,轻微的外界刺激都可能诱发或加重头痛的发生,使头痛发作更加频繁、程度更加严重,这样就形成了对止痛药的依赖。患者一旦停用止痛药,就会出现种种戒断现象,比如失眠、焦虑、全身不舒服、胃肠道症状等,出现这种情况,患者可能通过增加服药剂量或服药次数,短时间内缓解疼痛,但长时间却形成恶性循环,头痛会越来越重,这种患者往往非常痛苦,生活质量很差,工作效率不高,严重影响到生活和工作的正常运行。

因此,服用止痛药跟我们常见的吸烟饮酒一样也会"成瘾",得了头痛不能滥用止痛药,这一点应该引起医生和患者的重视。而出现这种情况,也不能突然停用止痛药,应该逐渐停用,而且应该联合预防性药物治疗。

（苏敬敬）

7.　得了药物滥用性头痛该怎么办

　　所谓药物滥用性头痛指的是医护人员对某些特殊类型的头痛患者进行长期（至少 1 年时间）的随访，发现这些患者的头痛不是药物使用不足，而是药物使用过量导致的。这时医生应该告知患者每周使用 2～3 天的止痛药已经过量了，要教会患者怎样正确使用止痛药物。一般来说，在撤去止痛药物之前需要口服预防性药物，常见的预防性药物有：抗癫痫药，比如托吡酯、丙戊酸钠、加巴喷丁、左乙拉西坦等。因为预防性用药达到有效血药浓度的时间常需要 4 周左右，口服预防性药物 3～4 周后，再开始停用止痛药物。有些止痛药可以立即撤去，如含对乙酰氨基酚的药物、麦角胺类和曲普坦类药物，而有些需要缓慢撤去，比如苯二氮䓬类、巴比妥类等。另外，在撤药时可能出现戒断症状，如恶心、呕吐、睡眠障碍、心慌、烦躁、反跳性头痛等，这些症状平均持续 3～5 天，可以给予止吐、镇静、输液，甚至激素治疗。此外，可以结合生物反馈疗法、松弛训练、压力管理和认知行为治疗。

（苏敬敬）

8.　哪些头痛预示着严重情况要去医院看病

　　如果患者出现以下几种情况，预示着头痛病情比较严重，应该及时前往医院就诊。①如果患者说出现了有生以来最严重的头痛，呈炸裂样，严重影响到工作和睡眠，甚至出现夜间痛醒无法入睡，这些情况往往提示病情严重，常见的疾病有蛛网膜下腔出血、动脉瘤破裂，出现这些现象应该及时前往医院进行头颅 CT、CT 血管造影（CTA）检查，看看有没有蛛网膜下腔出血、颅内动脉瘤，并且要留院观察。②如果患者以前有头痛发作，而近期头痛的频率和程度加重了，往往提示头痛的性质可能发生改变，比如发作性偏头痛转变为慢性偏头痛，这时需要口服预防性药物。③头痛伴随一些其他症状，如发热、抽搐、神志不清、精神异常，这些情况可能存在颅内感染，需要进行脑电图、脑脊液检查。④对于存在头痛、发热、脱水、神志不清以及抽搐的患者来说，有可能发生颅内静脉窦血栓，这时需要做脑内静脉血管检查。⑤而对于一部分后循环脑梗的患者也可能出现头痛，另外，还存在后循环受损的表现，如视物成双、头晕、喝水呛咳、吞咽困难、声音嘶哑、神志不清等，这种患者头痛程度可能非常严重，因此，头痛不一定只是脑出血，也可能是急性脑梗死，需要结合其他临床表现综合判断，否则可能延误病情。

（苏敬敬）

9. 为什么会发生眩晕

人体的平衡与定向功能有赖于视觉、本体觉及前庭系统（合称平衡三联）的协同作用来完成，以前庭系统对躯体姿势平衡的维持最为重要。前庭系统包括内耳迷路末梢感受器（半规管中的壶腹嵴、椭圆囊和球状囊中的位觉斑）、前庭神经、脑干中的前庭核、小脑蚓部、内侧纵束、颞叶。正常情况下，前庭器官的活动很少为人们所感受，当前庭器官受到较大刺激或病理性损害时，前庭感受的刺激与来自肌肉、关节的本体觉和视觉感受器的空间定向冲动不一致时，就产生了运动幻觉，即眩晕。

眩晕起病的快慢、单侧或双侧前庭损害、前庭代偿功能情况等因素可直接影响眩晕临床症状的轻重和持续时间。如当一侧前庭功能突然受累，两侧前庭系统正常的平衡被打破，可发生严重的前庭失衡，出现眩晕、视物旋转、呕吐，待自身调节性的前庭功能实现代偿后，眩晕可逐渐消失，呈现短暂发作性病程。而缓慢进展的单侧前庭损害，如听神经瘤，由于两侧前庭系统功能的损害是逐渐形成的，在此过程中逐渐建立了中枢神经系统的代偿，因而可不产生眩晕。

由于前庭核与眼球运动神经核、血管运动中枢和迷走神经核之间有密切联系，当前庭器官受到病理性刺激时，常出现眼球震颤、恶心、呕吐、面色苍白、出汗，甚至血压、呼吸、脉搏等出现伴随症状。

（程晓娟）

10. 哪些情况可能引起眩晕发作

眩晕是一个主观临床症状。据统计，人群中眩晕的患病率达5%，以眩晕为主诉者在神经内科门诊中占5%～10%，在耳鼻喉科门诊中占7%左右。根据导致眩晕发作的病变情况，临床将眩晕分为：系统性眩晕和非系统性眩晕。

前庭系统性眩晕主要是指由前庭系统病变引起的眩晕，是眩晕发作的主要病因。眩晕发作时可伴有平衡不能、眼球震颤、恶心、呕吐和听力障碍等。依据病变的具体部位和临床症状，可再分为周围性眩晕和中枢性眩晕。周围性眩晕又称真性眩晕，由前庭器官，即前庭感受器和前庭神经颅外段病变引起，如梅尼埃病(内耳眩晕症)、良性发作性位置性眩晕、急性中耳炎、前庭神经元炎等；中枢性眩晕又称假性眩晕，由前庭神经颅内段、前庭神经核、内侧纵束、皮质和小脑的前庭代表区病变引起，如听神经瘤、脑血管疾病、小脑肿瘤、脑干脑炎、第四脑室肿瘤、多发性硬化、颞叶癫痫等。

非前庭系统性眩晕主要是指由前庭系统以外的全身系统疾病引起的眩晕，是眩晕诊断中需要排除的一些情况，如视觉系统疾病(屈光不正、眼肌麻痹、先天性视力障碍等)、心血管疾病(高血压、低血压、心律不齐、心功能不全)、中毒、贫血、血液病、感染等。其临床特点是头晕眼花、全身乏力、站立不稳等，但无外界或自身的旋转感，也很少有眼球震颤、恶心、呕吐等。

（程晓娟）

11. 什么是周围性眩晕，有哪些症状

周围性眩晕又称真性眩晕，由前庭器官，即前庭感受器和前庭神经颅外段病变(绝大多数系耳部疾病)引起，其临床主要表现如下。

(1) 眩晕：突然发生，为阵发性的剧烈的外物或本身的晃动感、旋转感或倾倒感，症状重，持续时间短，短至数分钟，甚至数秒，长达数小时、数天不等，头位或体位改变可使症状加重，能自然缓解或恢复，闭眼后症状不减轻，常反复发作。

(2) 眼球震颤：眼震与眩晕发作同时存在，眼震幅度细小，与眩晕程度相当，多为水平性眼震，不会有垂直眼震，后者常提示脑干病变。

(3) 平衡障碍：可有剧烈旋转性、前后不定或上下左右的运动感，站立不稳，独立行走不能。

(4) 伴随症状：有明显的耳鸣、耳聋、听力减退等，常伴有恶心、呕吐、面色苍白、出冷汗、血压下降等自主神经症状。一般无神经系统相应的症状和体征。

另外，不同的疾病还有各自不同的特征性症状。如前庭神经元炎系病毒感染前庭神经或前庭神经元所致，在眩晕发病前数天或数周多有上呼吸道感染或腹泻史。梅尼埃病多与耳内淋巴积液有关，可伴有明显的听力障碍和耳部胀满感。而突发性耳聋不仅可以有眩晕发作，更多表现为数分钟到数小时内的急剧耳聋，甚至在 3 天内可进展为重度耳聋。

（程晓娟）

12. 什么是中枢性眩晕，有哪些症状

中枢性眩晕又称假性眩晕，主要由脑部疾病引起，最常见的是供给小脑、脑干血液的椎-基底动脉系统病变所致的眩晕。临床主要表现如下。

（1）眩晕：旋转感或向一侧运动感，程度不一，一般较轻，持续时间较长，数天、数周或数月不等，可进行性加重，与头位或体位改变无关。

（2）眼球震颤：眼震与眩晕发作不一定同步，自发性眼震粗大，持续存在，与眩晕程度不一致，多为垂直性眼震，方向多变。

（3）平衡障碍：表现为旋转性或向一侧运动感，伴站立不稳。

（4）伴随症状：恶心、呕吐、面色苍白、出冷汗、血压下降等自主神经反应的程度无周围性眩晕明显，且与眩晕不协调。无明显的耳鸣、耳聋、听力减退等，但多伴有其他脑神经、大脑、小脑的症状和体征。眩晕发作时可有意识丧失。

同样，不同疾病还有其各自不同的临床特征。如桥小脑角肿瘤，往往慢性起病，除眩晕外，可伴共济失调、感觉障碍，外展神经麻痹和面瘫等；脑干或小脑感染，常在发病前有上呼吸道感染或腹泻史，且伴有发热等全身感染症状；多发性硬化，病灶如果累及小脑或脑干可出现眩晕，无特异性，可持续数天或数周，多伴有视力减退、肢体无力、感觉异常等，且疾病具有反复发作、反复缓解的特点；偏头痛性眩晕不常见，发作时除了头晕，还伴有偏头痛性头痛、畏光、畏声、视觉改变或其他先兆等。

（程晓娟）

13. 眩晕发作时，哪些情况下需要警惕脑血管病

脑血管病是一组由不同病因、危险因素和病理改变引起的脑血管血液循环障碍的突发事件。眩晕或头晕是脑血管病常见的临床症状，缺血性和出血性脑卒中均可导致症状发作。但眩晕的发生可涉及神经科、耳鼻喉科、内科等多个领域，不是所有的眩晕都是由脑血管病所致。那么，眩晕发作时，除了中枢性眩晕的特征外，哪些伴随症状可提示我们警惕脑血管病呢？

眩晕的主要原因是脑缺血，尤其以椎-基底动脉病变多见。椎-基底动脉供应脑后部 2/5 脑组织的血液，其中包括脑干、小脑等部位。如果发生小的栓塞或血管痉挛，就会出现相应区域的血液供应障碍，可能发生脑梗死或短暂脑缺血发

作，眩晕持续时间较长，病情较重，除了伴呕吐、眼震外，同时合并复视、面瘫、感觉障碍、吞咽困难，声音嘶哑等。

锁骨下动脉盗血综合征由于锁骨下动脉近端或无名动脉阻塞，使锁骨下动脉近端管腔内压力下降，椎-基底动脉逆向供血到锁骨下动脉，导致椎-基底动脉缺血。眩晕发作时可伴有肢体轻瘫、感觉异常、双侧视力障碍和小脑性共济失调等，同时伴有患侧上肢无力、桡动脉搏动减弱和收缩压较健侧低 20 毫米汞柱以上。

另外，小脑和脑干出血也可表现为突然眩晕，常伴血压升高、言语缓慢、协调运动障碍、肢体无力等。

总之，一旦突然出现眩晕，尤其是中老年人，同时合并其他伴随症状，应及时到医院就诊，完善检查并进行积极治疗。

（程晓娟）

14. 耳石症要紧吗

耳石症也称良性阵发性位置性眩晕，是内耳耳石器病变。内耳位于人耳朵的最深部分，负责听力和平衡功能。内耳的椭圆囊和球囊上有囊斑，表面覆有一层耳石膜，上有很多碳酸钙结晶，称为"耳石"。一些致病因素如头部外伤或者老年人局部结构退化可引起椭圆囊的囊斑退变，导致耳石脱落。这些脱落的耳石在内耳中的内淋巴液里游动。当人体头位变化时，耳内半规管随之发生位置变化，沉浮于其中的耳石就随着液体的流动而运动，进而刺激半规管毛细胞，导致机体发生强烈眩晕。

眩晕发作常由快速移动头位诱发，如躺下、起床、在床上翻身、弯腰、站立、头后仰，或突然转身时出现天旋地转感，伴恶心、呕吐、头重脚轻、漂浮感、平衡不稳感以及振动幻视等。症状发作时间短暂，持续几秒钟或几十秒钟，很少超过 1 分钟，在保持一定位置时症状消失。可周期性加重或缓解，病程时间长短不一。

耳石症本身不会危及生命，是一种可治疗、可自愈、易复发的疾病。但因对日常工作和生活或多或少都有影响，即使是偶尔发病，也应该及时就诊和治疗。如果确诊为耳石症，主要采用手法复位治疗，通过一系列体位改变使"不慎"掉入半规管的耳石重新回到属于它的地方（椭圆囊）。一般患者经过 1～2 次手法复位治疗，就能获得满意的效果。不过，有些耳石症是由其他疾病引发的，就需要同时给予药物治疗，减少复发。

（程晓娟）

15. 头晕发作时，应该怎么办

　　头晕是一个比较宽泛的概念，除了眩晕，还包括昏沉、头晕目眩、头脑不清醒以及飘荡感。头晕发作时首先应立刻坐下或躺下，迅速离开危险的地方(如水、火旁)，停止危险的行为(骑车、开车、高空作业等)。其次，要明确发作性质，如果发作呈运动性幻觉或运动性错觉，感觉自身或外界物体在旋转，有摇晃感，站立不稳，向一侧倾倒，伴恶心、呕吐、心慌、出冷汗、面色苍白等，即为眩晕急性发作，应立即采取卧位、避免头部活动、保持安静，有可能短时间内就可缓解；同时，不要紧张焦虑，适当放松身体，平静缓慢呼吸，避免症状加重，可以适当用一些镇静剂、止吐药等。如果眩晕症状持续，或出现复视、口角歪斜、口齿不清、吞咽呛咳、肢体无力、感觉异常等，应立即拨打 120，由救护车护送至医院，于神经内科及耳鼻喉科就诊并由专科医生进行检查和治疗，完善前庭功能、听力、头颅 CT 或 MRI 等检查，以明确眩晕的病因，并予以针对性治疗。

　　若没有眩晕的感觉，仅仅是昏沉或飘荡感，需要排除感冒、高血压、贫血、睡眠不足、工作压力过大等因素，必要时需首先处理上述情况。如果长期有头晕发作，再次发作时和以往的发作情况不一样，无论是程度加重还是伴发其他新的症状，都应提高警惕，即刻到医院就诊。

（程晓娟）

脑血管病

16. 心脏病也会引起脑卒中，这是真的吗

是的，心脏病能够引起脑栓塞和脑出血，前者较后者常见。心脏疾病引起的脑卒中称为心源性脑卒中，它是脑卒中的重要类型。

脑卒中是一种临床综合征，可以由各种原因造成，包括颅内动脉病变、颈动脉病变、主动脉病变、心脏疾病。以往认为心脏疾病导致的心源性脑卒中约占脑卒中的 20％。但随着科技的发展，尤其是对不明原因脑卒中患者进行长时间的心电图监测，最终发现许多原因不明的脑卒中患者还是心源性脑卒中，因此所有脑卒中患者中心源性脑卒中约占 1/3。

引起脑卒中最常见的心脏疾病是房颤，包括持续性和阵发性房颤，它们都是脑卒中发病或复发的强烈危险因素。其他心脏疾病包括：急性心肌梗死、卵圆孔未闭、左心室血栓、室壁瘤、心内膜炎、心腔内肿物、扩张性心肌病、风湿性二尖瓣病变、二尖瓣脱垂、二尖瓣环钙化、人工心脏瓣膜、主动脉瓣病变等。

心源性脑卒中的患者发病往往更快，症状多更重，结合患者的病史和影像表现，如果疑似患有心源性脑卒中的患者需要进行心脏超声、长程心电图等检查。

由于心源性脑卒中的复发率高，并且其预防复发的治疗药物不同于其他非心源性脑卒中，因此早期识别心源性脑卒中在脑卒中的二级预防治疗中有重大意义。

（耿介立）

17. 心情不好也会得脑卒中，这是真的吗

如果长期心情不好，达到抑郁症的程度，的确会增加脑卒中的发病风险。

其实抑郁症是危害人类身心健康的常见疾病。抑郁症的主要表现包括：情绪低落（心情不好、悲观）、兴趣减退甚至丧失（对以往喜欢的活动缺乏兴趣，不能体验到快乐）、无望感（对未来丧失希望）、自我评价低（感到自己不能胜任现在的工作或生活），甚至感到生活没有意义（出现自杀念头）。

卒中后抑郁已经得到广泛关注，但新近研究发现抑郁也能增加脑卒中的发病风险和死亡风险。新近的一项分析，综合了 28 个研究，共 30 万人，随访历时 2～29 年，结果发现抑郁者发生脑卒中的风险较无抑郁症的人增加了 45%，脑卒中死亡风险增加了 55%。

抑郁发病率高，但常常被忽视，即便人们被诊断为抑郁，也常常不去治疗，或治疗不充分。抑郁症患者常常不善于照顾自己，饮食不健康，很少锻炼身体，吸烟等不良生活习惯较多。并且抑郁症患者也不愿意服用其他治疗慢性疾病的药物，包括降血压药物、降脂药物、降糖药物等。这些都会导致脑卒中风险增加。此外，抑郁可能通过炎症反应、增加血小板聚集、神经递质的改变、促进高血压发展等增加脑卒中的发病风险。

（耿介立）

18. 最近一直头痛，难道是脑卒中

不一定。

头痛是神经内科门诊、急诊最常见的症状之一，头痛的原因也有很多。并且许多因素可以促发头痛，包括紧张、睡眠障碍、感冒、碰伤等。

发生头痛后，人们往往担心自己得了脑卒中或者脑肿瘤。许多人对于头痛都高度紧张，每次一发生头痛就到医院做 CT 检查，生怕脑出血。尽管动脉瘤引起的蛛网膜下腔出血的确会导致突发的剧烈头痛，但是脑肿瘤和脑卒中都不是头痛的常见原因。

头痛主要分为 3 大类型：原发性头痛（如偏头痛、紧张性头痛等），继发性头痛，脑神经痛、中枢和原发性颜面痛及其他头痛。虽然脑出血、蛛网膜下腔出血、脑肿瘤、脑外伤、脑炎等均可导致继发性头痛，但门诊患者多数为原发性头痛。这并不是说患有原发性头痛的患者再次发生头痛就一定不是其他原因引起的。对于每一次头痛，需要根据病史和体检排查继发性头痛的可能，若出现以下情况，应警惕继发性头痛的可能：①突然发生的头痛；②逐渐加重的头痛；③神经系统局灶性症状和体征（如一侧肢体偏瘫、麻木、面瘫等）；④伴有发热、皮疹等情况的头痛，应注意颅内感染的可能。出现以上警惕性症状之一者，就需要进一步辅助检查以明确诊断。

（耿介立）

19.　得了脑卒中就没救了吗

很多人认为一旦发生了脑卒中，就意味着生活的破灭。自己就成了"残废"，今后的日子必须依靠家人的照顾，所以非常沮丧和恐惧。其实这是一个认识上的误区。

首先脑卒中有不同的种类，脑卒中损伤的部位和大小也不同，这些都是影响脑卒中预后的重要因素，所以不是所有脑卒中患者都出现明显的运动或语言障碍，部分患者的脑卒中症状是非常轻微的，本身不会对日常生活造成明显的影响。

其次，脑卒中是一种可治性疾病，目前已经证实在急性期使用一些药物，如溶栓药物（重组组织型纤溶酶原激活剂）、阿司匹林等，能够减轻脑组织的进一步损伤，改善患者的临床症状，从而减少日后对日常生活能力的影响。

再次，脑卒中患者面对自己突如其来的躯体变化，难免产生情绪上的波动。但已有研究显示，患病后的抑郁或焦虑情绪会影响患者的康复，积极的生活态度可能促进疾病的康复。

最后，即使部分患者在急性期后仍有明显的运动、语言障碍等后遗症，仍可通过康复锻炼获得一定程度的恢复，从而减轻对日常生活的影响。

总之，一旦发现有脑卒中的症状，或者可疑有脑卒中的症状就要尽早就医。明确诊断后就要积极配合医生进行药物和康复治疗，切不可灰心丧气，这才是上上之策。

（耿介立）

20.　定期输液就能预防脑卒中吗

不能。许多患者在一次脑卒中出院后会定期到医院输液，以期望能预防脑卒中的再次发生。其实这是没有科学依据的。

脑卒中后预防疾病的再发也就是脑卒中的二级预防，所谓二级预防就是针对发生过一次或多次脑卒中的患者，通过寻找脑卒中发生的原因，针对所有可干预的危险因素进行治疗，达到降低脑卒中复发危险性的目的。其干预手段包括危险因素的评估和监测、危险因素的治疗、规范的药物预防等。

危险因素的治疗：危险因素分为不可干预的和可干预的危险因素，前者包括年龄(＞55 岁)、有脑卒中的家族史或之前有脑卒中史等，了解这些不可干预的危险因素是为了促使人们更迫切地筛查可以干预的危险因素并进行治疗；可干预的危险因素是指可以治疗的一些疾病和可改变的生活方式，相关的疾病包括高血压、糖尿病、高胆固醇血症、房颤以及其他心脏疾病，此外，吸烟、饮酒、静坐生活、肥胖等是脑卒中可改变的行为危险因素。我们应积极进行药物治疗和改变生活方式，控制可预防的危险因素，减少脑卒中的发生或复发。

抗栓药物：是具有循证医学证据的二级预防药物。对于非心源性缺血性脑卒中患者，建议使用抗血小板药物干预血小板聚集，主要包括阿司匹林、氯吡格雷、西洛他唑等。对于房颤引起的心源性缺血性脑卒中，建议抗凝药物治疗(如华法林)。

所以对于每一位脑卒中患者，建议进行科学的二级预防。

（耿介立）

21. 急诊医生怀疑患者得了脑卒中，为什么总要做 CT 检查

头颅 CT 检查是脑卒中诊断中首选的检查方法，尤其在神经科急诊更是非常常用。其实人们对于 CT 检查本身非常熟悉，CT 检查是无创伤的，没有痛苦，且很少有副作用。人们往往担心其辐射问题，其实 CT 扫描的 X 射线使用非常少，其检查的收益大于它的潜在风险。所以人们无须担心。

CT 全称 X 射线计算机断层成像，是通过 X 射线对人体进行扫描，再经过电脑进行图像处理，从而获得十分清晰的剖面图像。它能够显示颅脑内的结构，包括颅骨、脑组织、血管，并能显示因出血、梗死或肿瘤引起的异常脑组织结构的大小和位置，是判断出血性脑卒中和缺血性脑卒中的基本方法。

当然不是所有的病灶都能通过 CT 检查显示。事实上，CT 检查对病灶的显影有时间和空间上的限制。时间限制是指在脑梗死发病的最初 24 小时内 CT 扫描的图像可能并无异常。此外，CT 对于脑干和小脑病变并不能很好地显影。所以有时为了明确诊断，医生可能要求患者进行进一步的检查，如头颅 MRI。但 MRI 检查耗时长，且多不能立即获得，所以头颅 CT 仍旧是急诊诊断脑卒中的首选检查方法。

（耿介立）

22. 日常生活中，"1－2－0"法帮助识别脑卒中

首先无论是脑出血还是脑梗死，症状都是突然发生的，也就是临床医生常说的"突发起病"。由于脑损伤部位及大小的不同，脑卒中患者常表现出不同的症状，但常见症状包括运动障碍（肢体瘫痪、无力）、语言障碍（言语含糊或理解障碍）、感觉障碍（感觉减退、感觉过敏等）、颅神经症状（视物成双、口角歪斜、吞咽障碍等）、共济失调（步态不稳、动作笨拙等）、记忆障碍、意识障碍、头痛、头晕等。

以上症状较为复杂，下面介绍一种简单的方法，帮助大家认识这些症状。

"1－2－0"法快速识别脑卒中。

1：看到一张不对称的脸。

2：查两只手臂是否有单侧无力。

0：聆（零）听讲话是否清晰。

"1－2－0"也是我们国家的医疗急救号码。再次强调了脑卒中是临床急诊，希望大家能够"立即行动"。

（耿介立）

23. 脑卒中后心情抑郁怎么办

首先，我们必须有一个新的观念，脑卒中不只是影响人的肢体活动、语言功能等。脑卒中还可能会引起情绪问题，目前对此我们已经有了统一的命名，称为卒中后抑郁。研究表明：抑郁可以发生在脑卒中的各个阶段，而且这个情况的发生率是不低的，国内发病率达到 30％～60％。国外的流行病学调查中发病率也类似。目前的共识是，至少 1/3 的脑卒中后患者会经历脑卒中后的情绪问题。这和脑卒中发生的部位如左额叶、左基底节病灶有关，也有认为和患者脑卒中前的社会状态等有一定关系。

卒中后抑郁对患者的影响很大，轻者日常生活能力受损，降低治疗和康复等的依从性和效果。重者可以有自杀倾向。

有部分脑卒中后的患者家属带患者来门诊复诊时，对患者的功能恢复还算满意，但是常有抱怨其情绪暴躁，比如莫名其妙地发脾气、摔东西、控制不住地哭泣、睡眠障碍，或者不愿意说话，性格变得孤僻、懒散，甚至可能有消化不良、消瘦等。这很可能是卒中后抑郁的表现，应该及时向主诊医生反应出现的情况，及时

进行心理量表评估，并进行干预和治疗。如果需要使用抗抑郁药物，一般需从小剂量开始，足够疗程以预防复发。应该综合运用心理治疗、药物治疗和康复训练等，让患者得到最佳的治疗效果。家属对脑卒中患者的照料对治疗也是非常重要的，往往起到了事半功倍的效果。需要特别指出的是，有自杀念头、抑郁复发或者迁延不愈的患者，需要及时转诊精神科，以防出现不测，使患者得到更好的治疗。

（金海峰　耿介立）

24. 是不是有打通血管的特效药

此药可以算有，就是我们俗称的溶栓药。它作用于新鲜血栓处的纤溶酶原，使之成为有活性的成分纤溶酶，可以分解新鲜血栓的纤维蛋白交联，使血栓崩解、血管再通。溶栓治疗是 20 余年以来世界范围内缺血性脑卒中治疗所取得的最重大成就。使数以百万计的缺血性脑卒中患者得到了完全或者比传统治疗更好的康复。

但是，这种药物也是一把双刃剑，因为有一部分患者症状没有好转，还可能会导致小部分患者出血，这一比例大约为 6％，特别是颅内出血有可能造成生命危险。好在真正的严重出血还是比较少见的，一般来说，如果有 100 个患者溶栓，可以有 11 个患者好转，而同时有 1 个患者可能因出血而增加死亡危险。所以，医学上称此为获益风险比 11：1。

目前，上海大部分有神经科的综合性医院都能提供静脉溶栓治疗。静脉溶栓治疗的要点就是快、准、狠。所谓"快"就是要患者出现症状后就诊快、(CT、验血)检查快，"准"就是医生适应证把握准确，"狠"就是剂量要狠到位。

需要说明的是不论是否溶栓，脑卒中患者都要早治疗，这样预后更好。如果能在溶栓时间窗内到达医院(一般为 4.5 小时)，那么医生会评估溶栓治疗的适应证，并启动溶栓绿色通道，及时溶栓治疗，让患者得到更好的获益。

还有一点，这种药是溶栓药，医生都会把握严格的适应证，使得出血风险达到最小化，例如患者有过近期手术、创伤、严重的全身系统疾病、凝血机制障碍等，使用溶栓的风险就可能比较大了。这时候的溶栓出血风险明显增高，就不太合适进行溶栓了。

最后一点，为了预防脑梗死复发而定期补液"通血管"，这个目前是没有科学依据的。

（金海峰　耿介立）

25. 脑中风就是脑梗死吗

脑中风是中医角度的诊断。中风，中医病名，有外风和内风之分，外风因感受外邪（风邪）所致，在《伤寒论》中名曰中风（亦称桂枝汤证）；内风属内伤病证，又称脑卒中、卒中等。现代一般称中风，多指内伤病证的类中风，多因气血逆乱、脑脉痹阻或血溢于脑所致，以突然昏扑、半身不遂、肢体麻木、舌蹇不语、口舌歪斜、偏身麻木等为主要表现。并具有起病急、变化快，如风邪善行数变的特点。

从上述文字看，中内风才是脑卒中，中医学对于中风的描述非常精炼易懂，而西医所谓的中风称为"stroke"，也就是突如其来的一次打击，这两者有异曲同工之妙。现代医学已经将脑卒中根据不同的病因分为缺血性脑卒中和出血性脑卒中，出血性脑卒中，也称为脑出血或者脑溢血，是颅内血管破裂，血液进入脑实质中，从而造成脑组织的损伤而出现相应的症状。只有缺血性脑卒中才是脑梗死，也就是供血动脉闭塞造成相应部位的脑组织缺血损伤、细胞坏死。CT 可以非常明确地区分脑出血和脑梗死，因此这两者统称为脑中风疾病，必须要及时做头颅 CT 检查，以确定两者的治疗方案，因为两者的治疗是完全不同的。

（金海峰　耿介立）

26. 脑卒中后不能说话了，是不是昏迷

脑卒中是一种严重致残的疾病，可以是出血或者是血管闭塞造成相应脑区缺血的损伤，脑卒中后不说话称为失语，说明脑内控制语言功能的区域受到了影响，这不是昏迷，昏迷是意识丧失，任何刺激都不能唤醒。而失语常常处于意识清醒的状态，常见的失语表现有：患者能理解别人说话的意思，但不能说话（运动性失语）；不能听懂别人的话，但是能流利地说出自己的话（感觉性失语）；不能说出某一物件的名字，但是能说出它是用来做什么的（命名性失语）；或者是这些症状都有（混合性失语）。

需要进一步说明的是，严重脑卒中病变的部位一般在左侧大脑半球，这是一个优势半球，有语言中枢，有右侧肢体活动的中枢，所以患者会出现言语不能和右侧肢体不能活动。如果同样大小的病灶出现在大脑的另一侧的同样部位，患者的语言功能应该能得到保留。还有一种更严重的情况，病变位于双侧脑桥基

底部，会引起不能说话，眼球水平运动障碍，双侧面瘫，舌、咽及构音、吞咽运动障碍，不能转颈耸肩，四肢全瘫。因此虽然意识清醒，但身体不能动，不能言语，常被误认为是昏迷，也称为"醒状昏迷"。

但患者不要气馁，经过科学的治疗和康复，语言、肢体同样都会得到明显的恢复。

（金海峰　耿介立）

27. 脑卒中以后一定要躺在床上不动吗

有些患者或者家属，看到患者脑卒中后站不稳、下肢无力，于是怕扶着走会突然摔倒。还有的患者明明可以自己下床行走，但家属或者本人怕爬起来后病情加重，所以还要天天在床上躺着。第三种是，家属或患者觉得大病初愈，躺在床上才是养病，起来就会养不好病。

这三种情况都是不正确的。脑卒中后的康复，对于脑卒中的恢复意义重大，一般认为，脑卒中的症状不再进展的 48 小时后，就应该开始早期的康复了，对于功能障碍严重的患者主要是良肢位的摆放、床上的被动运动等，逐渐进展到床边坐位和坐位平衡保持。而中期的康复也需要达到一定的强度和时间，逐渐恢复患者的各项功能，以及心理的治疗等。研究表明，脑卒中后早期的康复，对患者功能恢复有明显的积极作用，并不会加重病情，或者诱发病情再发。

当然康复训练运动都应该遵循循序渐进的原则，比如注意保护，不只是防跌倒，还要防康复训练过度或者不正确的姿势造成的运动损伤(这也是很多患者或者家属不注意的地方，患者的患肢感觉是下降的，有时候早期的损伤是没有感觉的)；注意个体化，对不同的病情进行康复的计划不是一成不变的。

所以，脑卒中后的患者，绝对不能躺在床上不动。建议患者去有康复科的医院对病情进行系统评估，并制订个体化的康复计划，循序渐进地让患者得到最大程度的康复。

（金海峰　耿介立）

28. 中风是怎么发生的

中风是脑血管意外的俗称，也是中医的病名。凡因脑血管阻塞或破裂引起的脑血液循环障碍和脑组织功能或结构损害的疾病都可以称为中风。根据多年的临床研究，引起中风的原因一般有如下几种。

（1）动脉损害：凡是引起脑动脉病变的因素，都可成为中风的病因。①高血压，动脉硬化性血栓栓塞。②颅内小血管病变，如动脉瘤、动静脉畸形。③全身动脉炎性病变影响脑动脉，如多发性大动脉炎、闭塞性血栓性脉管炎、结节性动脉炎、巨细胞动脉炎、系统性红斑狼疮。④感染性动脉炎，如钩端螺旋体性动脉炎，梅毒螺旋体性动脉炎，真菌、念珠菌或继发于化脓性脑炎。⑤动脉夹层病变，如外伤性夹层动脉瘤、马方综合征等。⑥先天性脑血管病变，如烟雾病、先天性动静脉畸形、先天性动脉瘤。⑦外伤性脑血管病变。

（2）血液流变学异常：血液黏度增高，血液浓缩。

（3）血流动力学异常：低血压，放射病。

（4）血液成分异常：各种栓子（风湿性心脏病伴房颤附壁血栓脱落、减压病、长骨骨折脂肪血栓、气栓子）、红细胞异常（红细胞增多症）、血小板异常（血小板积聚度增高、血小板增多症）、白细胞异常（白血病）、凝血因子异常（弥散性血管内凝血、高凝状态）。

（5）一些继发因素：肿瘤（癌栓子、肿瘤坏死或侵袭动脉出血）。

（毛晓薇　韩　燕）

29. 只有老年人才会得脑卒中吗

人们大多认为脑卒中是老年人的疾病，其实脑卒中不是老年人才有的"专利"。确实，以往只要一提到脑中风与脑卒中这样的字眼，普通大众心里可能首先想到它属于"老年期疾病"的范畴。然而实际情况是，脑卒中在年轻人中的发病率正在逐年增高。主要包括有以下两种情况。

（1）随着生活节奏加快、生活压力增大，许多常见于老年人群的传统危险因素在青年人群中存在普遍提前的趋势，比如高血压、糖尿病、肥胖、高脂血症等。在这里需要提醒的是，对于现在的青年人来说，良好的生活习惯、生活作息是必要的，烟酒对于血管硬化的影响已经被多项研究所证实，上班族缺乏适当锻炼导致的过度肥胖加上不够健康的饮食习惯也是青年人动脉粥样硬化确定的高危因素，如若不注重自身的生活健康、嗜好烟酒、沉迷夜生活，许多神经内科疾病就会悄悄地找上门。

（2）青年人群中还有许多与老年人不同的能够引发脑卒中的病因，颈动脉、椎动脉夹层,感染或自身免疫相关性血管炎等都可以导致青年人脑卒中的发生。还有先天性的脑血管发育畸形,一些心脏源性因素,以及体内凝血功能异常均可以成为年轻人脑卒中发生的重要危险因素。

所以脑卒中并不是老年人的专利,相当一部分脑卒中事件是发生在青年人群中的,并且青年人发生脑卒中的原因更为复杂,治疗更为棘手。年轻并不代表着就能够任性,我们都需要保持健康的生活方式,稍有不慎,疾病就会找到你,到那个时候,再怎么年轻的你都只能感慨"亡羊补牢,为时晚矣"了!

(毛晓薇　韩　燕)

30. 青年人患脑梗死的病因有哪些

常见的和可能的病因包括以下几方面。

(1) 动脉病变:①动脉粥样硬化:青年脑卒中的主要原因是动脉粥样硬化,这与越来越多的青年人血脂代谢异常、高血压、糖尿病、肥胖、吸烟、工作压力大及进食高能量饮食相关。②非动脉粥样硬化:动脉夹层,外伤是导致颈部血管夹层动脉瘤最常见的原因;烟雾病,又名脑底异常血管网,当儿童和青壮年反复出现不明原因的短暂性脑缺血发作、脑梗死、脑出血和蛛网膜下腔出血且无高血压及动脉硬化证据时,应考虑到此病的诊断;炎症性疾病,如大动脉炎,是一种累及主动脉及其主要分支以及肺动脉的慢性、进行性、非特异炎性疾病,多发于年轻女性;辐射所致动脉疾病,辐射诱导可致动脉炎,也可能会致颈动脉粥样硬化和狭窄。

(2) 心源性脑卒中:特指心脏本身栓子脱落,或经过心脏的栓子导致的心源性脑栓塞。栓子通常来自心脏结构性病变,常见于以下几种情况。①心脏瓣膜病和心内膜病变。②心律失常,房颤最常见。③卵圆孔未闭,占青年心源性脑卒中的一大部分。④心脏黏液瘤,女性多见,对于青年缺血性脑卒中但没有脑血管病变证据,特别是面部广泛雀斑、内分泌过度活跃的患者需考虑心脏黏液瘤的可能。

(3) 高凝状态:高凝状态是由于血液凝固性和(或)血液流变学增高,或是由于血液抗凝系统和(或)纤溶系统活性减低导致的一种病理状态,最终会导致血栓形成或血栓栓塞。许多患者可能与未诊断的高凝状态有关,这是缺血性脑卒中不太常见的病因。

(4) 其他:①偏头痛,偏头痛型脑卒中好发于年轻女性。②口服避孕药,避孕药中雌激素可使血中多种凝血因子升高，造成血液高凝状态，引起脑卒中。

（毛晓薇　韩　燕）

31. 突然出现一侧肢体无力，一会儿就好了，需要去医院吗

突然出现右侧手脚不能动，20 分钟后恢复，需高度怀疑短暂性脑缺血发作（TIA），即"小中风"。小中风的症状"转瞬即逝"，发作时间可能极短，很多人都未能给予重视，认为症状消失了就好了，却不知小中风是神经内科急症，小中风后 24 小时内，每 20 个人中就有 1 人会继发脑卒中，48 小时内发生脑卒中的风险最高。小中风是脑卒中的预警器，小中风发病后的 2～7 天，为脑卒中的高风险期。

很多脑卒中患者，在发病前，都曾经莫名其妙摔过跟头，或者出现半边身子发麻、头晕等症状，但往往认为是不小心摔的，或者认为是累着了才会不舒服。其实，小中风发作通常会有明显的征兆，主要有"五个一过"症状：一过性头晕、一过性头痛、一过性视物不清、一过性言语不利、一过性肢体麻木。这些症状可维持几分钟至数小时。如果能在小中风发生时及时治疗病情，患者的生命较有保障。因此，如果疑似发生了小中风，患者要在第一时间就医，争取把握治疗的最佳时机，有了医生的及时干预，就有可能在"小中风"与"大中风"之间筑起"防火墙"，防止演变成为脑卒中。

（毛晓薇　韩　燕）

32. 预防脑卒中在生活、饮食上有什么需要注意的

了解日常生活中可能诱发脑卒中的因素，并采取预防措施，能有效避免脑卒中的发生。首先是精神因素，生气、愤怒、激动、焦虑等情绪波动都是常见的脑卒中诱因，在生活中，要学会自我控制，善于调节不良情绪，保持乐观情绪。避免过度劳累，如加班熬夜、长途旅行、生活不规律也是脑卒中的促发因素，平时应注意劳逸结合，体力活动量力而行。用力过猛可引起心跳加快、血压升高、腹腔压力增高，甚至脑血管破裂，生活中应注意起床、转头不宜过快过猛。洗热水澡时间不宜过长。

脑血管病的危险因素有几十种，年龄、性别、种族及遗传是不可干预的危险

因素,而脑血管病预防中的可干预危险因素主要包括高血压、心脏病、糖尿病、吸烟、酗酒、血脂异常、肥胖、颈动脉狭窄等。其中,高血压是脑出血和脑梗死最主要的危险因素。据国内外大量调查资料证明,食盐量大的地区(如我国北方),高血压和脑卒中的发生率也高。临床观察到高血压患者采用无盐或少盐饮食,可以使血压降低。因此,医学家建议,有轻度高血压或有高血压家族史者,每日食盐摄入量应控制在5～6克及以下。而高蛋白质饮食可抑制重症高血压,改善动脉壁的弹性,促进排钠,具有预防脑卒中的作用。

(毛晓薇　韩　燕)

33. 脑卒中有哪些类型,有哪些急救措施

脑卒中是急性脑血管病的总称,分为两种性质不同的类型,即出血性脑卒中和缺血性脑卒中。出血性脑卒中包括脑出血和蛛网膜下腔出血,缺血性脑卒中包括脑血栓形成、脑栓塞、腔隙性脑梗死和短暂性脑缺血发作。抢救要点:①如果患者跌倒在地,要设法将患者抬到床上或合适的长板凳上。正确的方法是2～3人同时抬,一人托住患者头部和肩背部,使头部不要受到震动,另一人托住患者的背部及臀部,如果还有一人则要托住患者腿部。搬运时千万不要把患者扶起,同时要保护好瘫痪肢体。②把患者放在床上后,应将其头部略垫高并稍向后仰,如出现呕吐现象,头部应偏向一侧,以免呕吐物呛入气管内。同时解开患者衣领,如有假牙应取出。如果患者处于昏睡状态,可用干净手帕将其舌头包住拉向前方,保持良好的通气。③患者床旁加护栏,以防患者从床上摔下。注意观察患者病情,观察双眼瞳孔是否等大,如果不等大,说明病情危重,应请医生来紧急处理。观察患者血压情况,如果血压超过 21.3/14.7 千帕(160/110 毫米汞柱)时可以舌下含服 1 片硝苯地平,大约半小时血压开始下降。④在采取上述措施后,如果患者病情相对平稳(如呼吸正常、呕吐减少等),可转送医院进一步抢救治疗。其原则是将患者送往就近的医院,以免路途颠簸震动过久加重病情;让患者躺卧在担架或床板上;在整个搬运过程中动作要轻柔稳当,过多的搬动对患者不利。

(毛晓薇　韩　燕)

34. 缺血性脑卒中和短暂性脑缺血发作患者为什么需要使用阿司匹林

阿司匹林，又名乙酰水杨酸，是历史悠久的经典老药，最初作为解热镇痛药被发现。1899 年由德国拜耳公司注册上市，取名为"阿司匹林"，从此阿司匹林广泛用于消炎止痛。

阿司匹林问世近半个世纪后的 1971 年，英国药理学家约翰·范恩首次揭示阿司匹林通过抑制前列腺素的合成发挥抗血小板作用，并因此于 1982 年获得了诺贝尔医学奖。随着阿司匹林作用机制的明确，人类打开了阿司匹林治疗心脑血管疾病的大门。

脑卒中是导致我国人群残疾和死亡的重要原因，其发生的主要原因是血管内血栓形成堵塞脑血管，造成相应的脑组织得不到足够血液供应，发生脑组织缺血、缺氧和坏死而引起的一系列临床症状，如偏瘫、肢体及言语不利、晕厥等。因此，防治脑血管疾病的关键是预防血栓的形成。参与血栓形成的主要成分有血小板，激活的血小板释放血栓烷 A2，促使血管收缩和血小板聚集，从而促使血栓形成。阿司匹林通过抑制环氧化酶的合成减少血栓烷 A2 的生成，进而抑制血小板激活、聚集，切断血栓形成的主要步骤，达到预防脑血管疾病的目的。1980 年美国 FDA 首先批准阿司匹林用于短暂性脑缺血发作（TIA）和脑卒中的二级预防。1985 年美国 FDA 又批准阿司匹林用于心肌梗死的防治。至今为止，阿司匹林已经成为世界上应用最广泛的抗血小板药物，为众多心脑血管疾病患者带来福音。

对于发病在 24 小时内，具有脑卒中复发风险较高的急性非心源性 TIA 或轻型缺血性脑卒中患者，应尽早给予阿司匹林联合氯吡格雷治疗 21 天。此后可单用阿司匹林或氯吡格雷作为缺血性脑卒中长期二级预防的一线用药。因此，缺血性脑卒中或 TIA 患者需要严格遵守医生的医嘱长期使用抗血小板药物，以减少脑卒中的发生与复发。

（韩　翔）

35. 为什么了解脑卒中如此重要

脑卒中是目前导致人类死亡的第二位原因，俗称中风。它与缺血性心脏病、恶性肿瘤构成多数国家的三大致死疾病。在中国，2008 年卫生部公布的第三次全国死因调查显示脑卒中已超过恶性肿瘤成为第一位致死原因。本病具有高发病率、高死亡率以及高致残率的特点，脑卒中后导致的残疾包括肢体、语言、记忆、情感、认知等多方面障碍，脑卒中后的患者多不能从事原有的社会工作或不能很好地胜任工作，更有的患者卧床不起，时刻需要他人的照料，造成患者心理及生理上的巨大痛苦，并给家庭及社会带来沉重负担。脑卒中包括脑出血以及脑梗死两种类型，脑卒中患者病情因人而异，多数会伴随神经系统症状，脑卒中后尽早治疗能极大降低脑卒中的危害程度，因此了解脑卒中的症状十分重要。

（王乔树）

— 专家简介 —

王乔树

王乔树，上海交通大学附属第一人民医院神经内科主任医师。上海市卒中协会理事，上海市医学会神经内科专科分会青年委员。研究方向为脑卒中及脑血管病。

36. 如何预防脑卒中

很多人认为应该在出现脑卒中症状后再进行预防，这种观点是错误的，脑卒中有很多危险因素，应该在疾病发生前进行预防。预防措施包括：①控制高血压，高血压是脑卒中的首要危险因素，对于脑梗死和脑出血均如此。②高血脂会加重动脉硬化，低脂饮食或必要时服用调脂药物会延缓或逆转动脉硬化。③糖尿病会加速动脉硬化和神经损伤，糖尿病患者需要合理控制血糖。④养成健康的生活习惯，控制饮食，多食用水果、蔬菜，加强体育锻炼，吸烟者应戒烟等。

（王乔树）

37. 医生通过哪些异常表现发现脑卒中患者

快速识别脑卒中的症状才能做到及时治疗，这一点对于普通人及非卒中专业的医护人员均非常重要。脑卒中的临床表现主要有两类：一类是大脑损伤后导致的功能丧失，另一类是导致脑卒中的病因的相关症状。前者主要包括：①突然发生的肢体无力；②肢体麻木以及感觉丧失；③短暂性的黑矇，视力下降甚至失明；④眩晕、耳鸣、平衡感消失等；⑤失语；⑥行为异常，记忆力下降。后者表现多样，如心房颤动导致的脑卒中会出现不规则的心脏跳动，动脉夹层引起的脑卒中会有颈部疼痛，脑出血或大面积脑梗死会出现头痛、呕吐等。医生多根据患者病史、临床症状以及神经系统体格检查、影像学检查综合诊断。

（王乔树）

38. 目前哪些是有效的脑卒中治疗方法

　　脑卒中的治疗根据脑卒中类型有不同的方法。缺血性脑卒中治疗原则就是早发现、早治疗，无溶栓禁忌证情况下尽早溶栓，挽救缺血部位的脑组织。急性期处理主要包括：一般支持对症治疗，如控制血压、血糖，吸氧以及给予通气支持，纠正水电解质以及酸碱平衡紊乱；针对性治疗，如静脉或动脉取栓治疗等，这些治疗要求在发病后 4.5 小时内尽快开展，所以尽快识别脑卒中并快速转诊到有条件的医院非常重要。恢复期主要是改变不健康的生活方式，选择抗凝或抗血小板等抗栓治疗，控制"三高"（高血压、高血糖、高血脂）等血管危险因素，以及进行功能锻炼等。出血性脑卒中患者治疗原则是防治再出血、降低颅内压、防治脑血管痉挛、减少并发症等。急性期处理包括：一般支持对症治疗，保持生命体征的稳定，降低高颅压，避免用力以及情绪波动等；预防再出血，卧床休息，控制血压，防治脑血管痉挛等，必要时采用外科手术治疗。恢复期治疗主要是保持健康的生活方式，如控制血压、功能锻炼等。

（王乔树）

39. 什么是脑卒中后的康复，在哪里、找谁进行康复治疗

　　中国每年新发脑卒中患者约 200 万人，其中 70%～80% 的脑卒中患者因为残疾不能独立生活。脑卒中后康复是降低致残率最有效的方法，也是脑卒中组织化管理模式中不可或缺的关键环节，脑卒中急性期在医院治疗后还有 3～6 个月的康复期，这个阶段非常重要。现代康复理论和实践证明，有效的康复训练能够减轻患者功能上的残疾，提高患者的满意度，加速脑卒中的康复进程，降低潜在的护理费用，节约社会资源。需要注意的是，应按照每人不同的病情进行个体

化的康复方案制订，避免康复不当造成运动损伤，对于失语患者需要找语言康复师，吞咽困难的患者要找专业的吞咽康复师进行吞咽的训练并指导饮食的选择。现有的脑卒中后康复治疗机构有综合性医院及康复医院、社区康复机构等。

（王乔树）

40. 脑卒中后有哪些实用的生活的小窍门帮助疾病恢复

（1）脑卒中后稳定期间可以选择在家中工作，根据脑卒中所引起的功能丧失可进行相关的功能恢复训练，提前预约下一次随访。

（2）如果出现失明等情况可以在一些康复场所或者脑卒中康复中心等进行特殊的技能训练，学会通过各种方法进行阅读。

（3）脑卒中后患者易出现情绪方面的问题，如抑郁、焦虑、易怒等，应咨询专业医生学会调节情绪，学会放松。

（4）脑卒中后患者不宜长时间进行脑力或其他方面的活动，要学会休息。

（5）脑卒中后康复训练需要很长的时间，学会接受来自家人或其他人的帮助。

（6）当患者可以独立行走时，不宜提重物，平时可以通过提轻的物体进行功能锻炼等。

（7）脑卒中后注意改掉不良的生活习惯，戒烟限酒，控制饮食，多食用水果、蔬菜，待功能恢复后适当加强体育锻炼。

（8）脑卒中后的二级预防（也就是预防脑卒中的再发）非常重要，要遵医嘱按时服药，切不可随意减量或停药，并按时复诊。

（王乔树）

41. 脑内多发腔隙灶和脑白质病到底要不要紧

所谓腔隙性脑梗死，是属于脑梗死的一种疾病，只是病灶小，通常病灶直径15～20毫米甚至更小，多半位于脑深部。所谓缺血灶是更小的病灶，这些都属于小血管病，常见病因是高血压、糖尿病及高龄。好多患者并没有临床症状，但随着患者保健意识的提高和影像学技术的进步与普及，近15年来越来越多的患者被检查出腔隙灶。很多人因此紧张担心，开始过度治疗，比如输液2周、吃一堆中成药等。其实不必过分担心，没必要输液，要控制血压、戒烟，如果没有胃病可长期服用阿司匹林以防止血管再次堵塞，每年做一次血管超声、血脂、血糖检查。

所谓脑白质病，有很多原因。起病年龄、高血压、糖尿病等都需考虑在内，常见原因是长期高血压还有高龄造成的脑小血管硬化，脑深部组织疏松，水分在该处积聚而被核磁共振检查发现。控制好血压，白质病变速度就会延缓。还有的白质病变和遗传因素有关。白质病变严重会造成记忆力下降、行动迟缓等表现。脑萎缩是老化的表现，是每个人都无法回避的问题，就如同白发、皱纹一样，随着年龄增加，脑组织容积减少就是脑萎缩，最主要的表现就是记忆力减退。与年龄老化相关的脑萎缩是无须治疗的，迅速进展的脑萎缩伴记忆力下降需要及时就诊。简单说就是痴呆的人几乎都有脑萎缩，脑萎缩的人不一定痴呆。

（王国栋）

认｜知｜障｜碍

42. 阿尔茨海默病和痴呆是什么关系

痴呆是一种获得性、进行性的智能障碍综合征。以认知障碍表现为核心，是认知功能障碍的严重阶段，出现包括记忆、学习、理解、判断、定向、计算、语言、视空间技能等损害，并相继出现人格、情感和行为改变等精神行为症状，且呈进行性加重，最终导致已获得的职业技能、社会交往和日常生活能力减退。

阿尔茨海默病又称老年痴呆症，是中年或老年早期最常见的痴呆类型，约占所有痴呆类型的 60％，女性相对多见。1906 年德国的阿尔茨海默医生最先描述了这一病症，该病因此而得名。阿尔茨海默病起病隐匿，以缓慢进展的痴呆为主要表现，包括无症状临床前期、轻度认知功能障碍和痴呆 3 个阶段。主要表现为记忆和其他认知功能障碍，早期出现情景记忆障碍（特别是近事遗忘），认知能力退化，然后逐渐地变呆变傻，可伴有不同程度的精神行为症状，逐渐影响日常生活能力和社会能力。由于阿尔茨海默病的病因及发病机制尚不十分明确，目前无特效治疗方法。阿尔茨海默病患者大多因肺部感染、骨折、压疮、营养不良或心力衰竭死亡，病程一般为 5～10 年。

（王晓蓉）

43. 痴呆会遗传吗

痴呆的发病原因较多，遗传是致病的因素之一。10％的阿尔茨海默病和30％～50％的额颞痴呆患者有明确的家族史。有研究认为阿尔茨海默病患者的兄弟姐妹、子女患上此病的危险性比没有家族史的人要高 2～4 倍，但不一定都发病。家族中有两代以上出现阿尔茨海默病患者，且发病年龄越轻，越易有遗传倾向。

家族性痴呆主要是家族性阿尔茨海默病和家族性额颞痴呆两大类。通过基因分析，家族性阿尔茨海默病的发病基因主要包括 *PS1* 、*APP* 和 *PS2* 基因；额颞痴呆主要和微管相关蛋白 Tau 基因和颗粒蛋白前体基因突变有关。此外，

$ApoE\varepsilon4$ 等位基因被认为是阿尔茨海默病的易感基因，$ApoE\varepsilon4$ 的基因携带者痴呆的发病风险显著增加，发病年龄提前并可能加速痴呆进展程度。

随着对痴呆认识的深入，我们建议有明确痴呆家族史的患者进行基因检测，以利于早期诊断，提高对家族性痴呆患者进行早期干预的可能。同时，应该在专业的、有资质的检测机构进行基因检测，以确保准确性。

（王晓蓉）

44. 有哪些预兆提示痴呆将会发生

老年痴呆患者起病缓慢隐匿，患者在发病早期通常还能进行正常的社会交往，此时容易被家属忽视，所以往往不能说出确切的发病日期。识别老年痴呆的前兆症状是人们关心的问题，通常包括以下几种。

（1）记忆力减退：记忆障碍是最为突出，也是最早出现的症状。患者常表现为近事遗忘，刚刚发生的事情转瞬即忘，即使别人提示也想不起来，经常落东西，忘记定好的约会；但对于远期记忆相对保留，对以往的琐事念念不忘。以致家属认为是老年人常有的健忘而疏忽，甚至认为患者记性并不差。因此如果出现上述情况，家属应引起重视。

（2）语言能力障碍：找词困难往往是老年痴呆中最早出现的语言障碍，主要表现在说话时找不到合适的词语，言语表达不流畅；或由于找词困难而用过多的解释来表达想法，终成言语重复、唠唠叨叨，对一件事总是反复不停地说。

（3）判断力下降：老年期痴呆患者均可在早期出现判断力差、概括能力丧失、注意力分散不集中等。可表现为反应迟钝，很难跟上他人交谈时的思路；对看过的东西，不再有评价能力，尤其是看电视连续剧，有的老人以前还能评价一下人物，讲讲剧情，现在却对前一天看过的剧集都说不明白。

（4）计算能力减退：计算速度明显变慢，不能完成稍复杂的计算，或者经常发生极明显的错误。例如上街买菜算账费力、付错钱等。

（5）定向障碍：患者在时间、地点和空间上存在定向障碍。常常忘记今天是星期几，记不清具体的年、月、日，在熟悉的地方也会迷路，看不明白街区地图等。

（6）性格改变：患者的情绪可以变得极不稳定、喜怒无常、抑郁、任性、自私、幼稚，对一些小事斤斤计较。以前大大咧咧、为人随和的老人变得越来越固执古怪、斤斤计较，开朗的患者变得不爱理人、经常发呆、情绪低落，有的老人开始多疑，以前喜欢干净的老人开始变得邋遢。

总之,了解老年痴呆症的前兆症状有助于及时发现疾病,及时诊断和治疗。

（王晓蓉）

45. 痴呆的风险因素有哪些

痴呆是严重危害人们身心健康和降低生活质量的疾病,其病因尚不明确,可能有多种因素参与致病,这些与痴呆有关的危险因素包括以下几方面。

(1) 年龄因素:年龄是痴呆的重要危险因素。随着全球人口老龄化,痴呆的发病率亦逐年上升。60～90 岁的老年人中,老年性痴呆的患病率每 5 年增加 1 倍,80 岁以上达 20％～30％。年龄是不可干预的因素,但高龄并不是老年性痴呆的决定因素。

(2) 遗传因素:遗传是目前被证实的痴呆危险因素之一。有痴呆家族史的人群较无家族史的罹患痴呆的风险明显增加,随着对痴呆研究的深入,与家族性痴呆相关的基因位点被逐步明确。携带载脂蛋白 Eϵ4(ApoEϵ4)等位基因可增加老年性痴呆的易感性,也就是增加了阿尔茨海默病的发病风险。

(3) 脑血管病因素:脑血管疾病(常见脑卒中,包括脑梗死及脑出血)可引起脑损伤导致痴呆,是老年期痴呆尤其是血管性痴呆的直接因素。老年人易患高血压、糖尿病、高脂血症、心脏病等疾病,这些都是脑血管病变的危险因素,也是导致血管性痴呆的根本因素。

(4) 精神-社会因素:国内调查资料显示,文盲组痴呆发病率(2.2％)远远高于小学组(0.84％)和中学组(0.81％)。文盲及受教育程度低的人,比文化程度高的人患老年痴呆的风险更高。也就是说,文化教育程度与本病的发病率密切相关。亦有学者提出,多种心理社会因素与本病发病有关,尤其是紧张、焦虑、抑郁、精神压力等负性因素会促使老年性痴呆的发生。因此,在日常生活中,保持愉快的心情,积极参加文化、社会活动,进行适当的体力活动,有助于预防痴呆的发生。

(5) 脑外伤:严重的脑外伤可造成脑组织严重受损、出血、水肿和坏死,易导致外伤性痴呆。有长期、频繁轻度脑外伤的拳击手,会出现慢性进行性痴呆,称"拳击者痴呆"。病理解剖发现,脑外伤后患者的脑组织中有老年斑、神经纤维缠结等类似阿尔茨海默病的神经病理组织改变。因此,避免脑外伤有利于预防老年性痴呆。

(6) 其他:有研究发现,酗酒、毒物、重金属接触或电磁场暴露史可使患痴呆的风险性增高。

　　总之，痴呆的致病因素多样，遗传和环境因素均参与其中。

（王晓蓉）

46. 脑卒中也会导致痴呆发生吗

　　脑卒中有缺血性脑卒中和出血性脑卒中两种类型，如果病变在额叶、颞叶等重要部位，或者皮质下多发的梗死都可能导致痴呆的发生，这种患者往往以执行功能下降为主，信息加工速度减慢，也就是我们通俗意义上的"反应迟钝"，还可能有走路困难、喝水呛咳、咽不下食物、声音嘶哑症状，以及记忆力下降、精神行为不正常。一般来讲，这种患者的记忆力下降程度比阿耳茨海默病患者要轻。因此，脑卒中也能导致痴呆的发生，我们称这类患者为血管性痴呆。

　　血管性痴呆要具备3点：一是要有脑血管病危险因素和脑血管病史，这种患者往往伴有高血压、糖尿病、冠心病、房颤、吸烟、饮酒等脑血管病危险因素，同时要有脑血管病的发生依据，比如临床及影像资料支持；二是要有痴呆的发生，比如执行功能下降、记忆力下降等；三是前两者要有关联，也就是说，痴呆一般发生在脑卒中后的3个月内，并持续6个月以上。此外，血管性痴呆的病程多波动，病程中可能有部分时间症状得到缓解，这一点与阿尔茨海默病是不同的。

（苏敬敬）

47. 脑卒中导致的痴呆该如何治疗

　　脑卒中导致的痴呆有两方面因素，一是一定要有脑卒中，包括缺血性脑卒中和出血性脑卒中；二是要有痴呆的发生，因此治疗要考虑到上述两个方面。首先，要对缺血性脑卒中的危险因素进行治疗。比如降血压，将血压控制在140/90毫米汞柱以下，如果患者存在糖尿病，血压最好控制在130/80毫米汞柱以下；同时降低血糖，将血糖控制在理想水平，空腹血糖在7毫摩/升以下，餐后在11毫摩/升以下；血脂方面重点观察低密度脂蛋白（LDL）水平，如果存在糖尿病，LDL最好控制在1.8毫摩/升以下，戒烟、戒酒。对于缺血性脑卒中，要口服抗血小板药物预防下次脑卒中的发生，比如阿司匹林、氯吡格雷和西洛他唑，如果患者存在房颤，要进行抗凝治疗，最常见的也是最便宜的药物是华法林，但该药物要间断抽血化验凝血全套，国际标准化比值（INR）控制在2～3之间，临床使用起来比较麻烦，而新型口服抗凝剂，比如达比加群和利伐沙班也可以用于房颤的抗凝治疗，价格比较贵，但临床使用起来方便。

对于痴呆的治疗，胆碱酯酶抑制剂如多奈哌齐和谷氨酸受体拮抗剂美金刚都有一定的临床效果，临床中都可以使用。

另外，这类患者有时候会出现精神异常，可以适当口服新型的抗精神病类药物，如喹硫平或奥氮平，临床副作用小，安全性比较高。

（苏敬敬）

48.　"腔梗"会引起痴呆吗

"腔梗"又称腔隙性脑梗死，它是脑小血管病的一种，病灶多在大脑深部组织，一般多位于基底节区和脑桥，病变血管直径多在 200 微米左右，病理改变多在高血压、动脉粥样硬化基础上发生透明样玻璃变，也有栓塞性原因，另外，还有少见的原因，比如炎症因素。病灶大小多在 2～15 毫米之间，腔梗的诊断主要依赖头颅磁共振（MRI），因为头颅 CT 分辨率低，可能出现假阳性和假阴性，导致漏诊和误诊的发生。

一般情况下，少量的腔梗可能不会有临床症状的出现，因此不容易引起人们的重视，但是如果有大量腔梗，而且位于皮质与认知功能有关的重要部位，如额叶或颞叶，或者在皮质下大脑的深部结构，就会出现认知功能下降的表现，如执行功能下降、记忆力下降、行走困难和情感异常等，就是我们所说的血管性痴呆。因此，不要忽视一个个小的腔梗，"小腔梗，大麻烦"就是这个道理。还有，如果腔梗与多发的微出血病灶伴随发生，那就更容易出现血管性痴呆的表现。

在治疗方面要积极应对脑血管病危险因素，如高血压、糖尿病、冠心病、房颤、吸烟和饮酒，做好脑血管病的一级和二级预防，口服抗血小板药和他汀类药物。当然，脑小血管病包括腔梗是怎么发生的现在并不是很清楚，还做不到完全阻止它的发生和发展。还有，临床中有很多患者对腔梗的诊断非常敏感和惧怕，尤其是看到放射科给出的影像诊断时，其实少量腔梗可能是大脑老化的表现，并没有临床症状，大可不必过于担心。

（苏敬敬）

49.　糖尿病与认知障碍的关系如何

从流行病学资料来看，糖尿病和糖尿病前期都可能明显加快从轻度认知功能障碍到痴呆的进展速度,糖尿病患者发生痴呆的风险是非糖尿病患者的1.5～2.5倍,因此,糖尿病患者更容易发生认知功能障碍。目前病因并不是完全清楚,这可能与糖尿病小血管和大血管并发症有关系,这些小血管和大血管病变可能导致皮层和皮层下关键部位梗死,或多发性梗死,从而导致痴呆的发生。另外,发生低血糖和高血糖的患者出现认知功能障碍的概率会大大增加,因此要警惕糖尿病患者出现血糖过低和过高的现象。高血压、高血脂、肥胖、吸烟和饮酒也是糖尿病患者发生认知障碍的危险因素。

此外,糖尿病与认知功能障碍又存在双向关系。糖尿病患者容易发生认知障碍,而存在认知障碍的糖尿病患者在服药和血糖监测上的依从性不好,可能出现漏服药物或服药过多,而出现高血糖或低血糖,进一步加重痴呆症状。因此,对于糖尿病合并认知功能障碍的患者需要有家属的积极配合和参与,以保证能够按时服药并及时监测血糖。

(苏敬敬)

50. 脑子积水就会痴呆吗

在生活中人们经常会自嘲一句"脑子进水了"来形容自己记性不好。这当然是一句玩笑话,但是很多人并不知道,如果脑子里的某些"水"多了,真的可能会导致痴呆!这种疾病在医学上被称为脑积水。

(1)脑积水的概念:人的大脑内部并不是实心的,而是有一些空间将脑子进行分隔,这些空间被称为脑室。脑室当中充满了液体,这些液体就被称为脑脊液。脑积水就是脑室当中的这些脑脊液生成过多或循环障碍,导致脑室压力增高、脑室扩大的总称。

(2)脑积水和痴呆的关系:脑积水可引发多种神经系统临床表现,急性的可有生命危险。与痴呆相关的是慢性正常压力脑积水,主要有三大症状:痴呆、步态障碍、小便失禁,如记忆力减退、行为改变,甚至出现癫痫或者精神症状,或者频繁跌倒、步态拖拉、肢体僵硬、动作缓慢。

(3)脑积水的诊断和治疗:正常压力脑积水可以通过头颅 CT、磁共振检查发现,结合病史和腰椎穿刺诊断。目前认为脑室分流术是治疗正常压力脑积水唯一有效的方法,大多数报道手术有效率在 50% 左右。在手术有效的病例中,以精神状态改善最快,其次为尿失禁,而步态障碍改善最慢。

(方 珉)

51. 脑萎缩和痴呆是什么关系

在神经内科门诊经常会遇到这样的患者，头颅 CT 或磁共振（MRI）报告显示脑萎缩，患者就会非常紧张地问医生自己以后会不会发生痴呆。脑萎缩就一定会发生痴呆吗？

老年性痴呆是人到老年时期才出现的痴呆，起病多比较隐匿，病情逐渐发展，以记忆力下降、执行功能障碍为主要表现，可有人格和情感改变，头颅 CT 或 MRI 多表现为脑萎缩、脑白质病变、腔隙性脑梗死等，老年性痴呆的脑萎缩比较明显，为全脑皮质的广泛萎缩，或者以额颞叶萎缩为主。因此，脑萎缩可以是老年性痴呆的一个影像特征。

脑萎缩是随着年龄的增长，逐渐出现的脑体积变小、重量变轻，分为生理性脑萎缩和病理性脑萎缩两种，头颅 CT 或 MRI 表现为脑沟变宽、脑回变薄、脑室扩大。临床表现为不同程度的记忆力下降、情感异常。生理性脑萎缩可以没有痴呆的表现，属于大脑增龄性老化，而病理性脑萎缩容易发展为老年性痴呆，因此，脑萎缩与老年性痴呆既有联系又有区别，有脑萎缩不一定就会发展为痴呆。

（苏敬敬）

52. 阿尔茨海默病有哪些危险信号

（1）记忆力日渐衰退，影响日常起居活动，如炒菜放两次盐，做完饭忘记关煤气。

（2）处理熟悉的事情出现困难。

（3）语言表达出现困难，如忘记简单的词语，说的话或写的句子让人无法理解。

（4）对时间、地点及人物日渐感到混淆，如不记得今天几号、星期几，自己在哪个城市、社区。

（5）判断力日渐减退，如烈日下穿着棉袄，寒冬时却穿薄衣。

（6）理解力或合理安排事物的能力下降，如跟不上他人交谈的思路。

（7）常把东西乱放在不适当的地方，如将热水瓶放进洗衣机。

（8）情绪表现不稳及行为较前显得异常，如情绪快速涨落、变得喜怒无常。

（9）性格出现转变，如变得多疑、淡漠、焦虑或粗暴等。

（10）失去做事的主动性，如终日消磨时日，对以前的爱好也没有兴趣。

（方　珉）

53. 怀疑自己或家人痴呆应该怎么办

　　记不起当天发生的日常琐事，记不得刚做过的事或讲过的话，在熟悉的环境中迷路或找不到家门，在房间里找不到自己的床，怀疑家人偷窃自己的钱财，把不值钱的物品当作宝贝藏匿……如果出现这些症状，那么很可能患上了痴呆。这时应该怎么办？

　　首先，应及时到专门的记忆门诊就诊，获得正确、专业的诊治。在就诊过程中，针对认知障碍的初诊总共有 3 个部分：认知水平评估、血化验、影像学检查，以确定是否有认知下降及其严重程度，然后再进一步确定认知下降的类型和病因，给予针对性的药物治疗及护理康复指导。

　　其次，除了药物使用外，患者家人或照料者可帮助患者进行针对性的认知功能训练和日常生活能力训练。主要包括记忆力训练、智力训练、语言能力以及日常生活能力训练等。比如让患者进行数数字、下象棋、打扑克等智力类游戏，或者带患者读报纸，指导患者自己洗脸、刷牙、穿衣服等。通过训练，患者自身各项能力得到了提高，也减轻了照料者的负担。

（方　珉）

54. 哪些人容易患痴呆

　　痴呆的危险因素是多方面的，主要分为可控和不可控因素两大类。

　　首先，年龄越大，痴呆的发病率越高，老年女性比男性痴呆比例更高，有痴呆家族史的人得痴呆的风险是其他人的 3 倍。

　　其次，高血压、糖尿病、高脂血症、动脉粥样硬化等，也是痴呆的危险因素。

　　另外，有抑郁病史、兴趣狭窄、精神创伤、受教育程度低、家境贫困、吸烟、酗酒的人更容易患痴呆。而文化程度越高，痴呆的发病率越低，文盲中痴呆的发病率是中学以上文化程度人的 16 倍，体力劳动者比脑力劳动者痴呆的发病率高 2～3 倍。有的危险因素如年龄、性别、遗传等是我们无法改变的，但是不良的生活习惯和血管性危险因素是可以纠正或控制的。

　　只有尽量将可控的危险因素控制好，如高血压、糖尿病、高脂血症等慢性躯体疾病，才能将发生痴呆的可能性降到最低。

（方　珉）

55. 健忘一定是痴呆吗

在记忆门诊经常会遇到患者反映自己记忆力减退、健忘、想不起熟人姓名、做饭忘记关煤气等，非常担心自己患上了痴呆症。尽管痴呆的最主要症状是记忆力减退，但是健忘并不等同于痴呆。健忘与痴呆主要有以下 4 点区别。

（1）一般的健忘只是遗忘事情的某一部分，经人提醒就会想起；痴呆患者记不起发生过的事，即使经过反复的提醒也回忆不起来。

（2）健忘者对时间、地点、人物关系和周围环境的认知能力丝毫未减；痴呆患者丧失了识别周围环境的能力，不知身在何处。

（3）健忘者的日常生活可以自理；痴呆患者会逐渐丧失生活自理能力。

（4）健忘者对记忆力下降相当苦恼，为了不致误事，常做个备忘录；痴呆患者毫无烦恼，思维变得越来越迟钝，语言越来越贫乏，缺乏幽默感。

随着年龄的增长，出现记忆障碍是不可避免的，除了早期到医院就诊以外，还需要看是否有其他认知障碍造成日常工作和生活能力明显下降，同时避免过分的担忧。

（方　珉）

56. 痴呆患者的家属应该怎么办

随着认知功能的减退，痴呆患者对环境的定向力和适应能力越来越差。因此，家属为痴呆患者设置友好化的居住环境，可从以下方面考量。

（1）安全性：①预防跌倒。家具尽量简洁，地面使用防滑材料，避免台阶和铺小块地毯，在马桶旁和洗浴设备旁安装扶手，安装感应式夜灯。②预防走失。选择不易打开的门锁，应用门窗感应装置等，与邻居及社区相关人员通报病情。

（2）危险物品管理：将有毒、有害、锐利或易碎的物品锁好，如药物、剪刀、玻璃；平时关闭煤气阀门和小家电电源。

（3）环境稳定、熟悉：避免突然变换住所以及家中布局；必须变换住所时，尽量保留熟悉或喜欢的物品，帮助患者辨识周围环境。

（4）设计定向线索：①时间。在卧室、客厅、餐厅放置大的钟表、日历，设置显示当前季节、节日的图片，帮助患者辨识时间。②地点。在房门上贴上照片、图案，帮助患者辨认卧室、客厅、卫生间等，将日常用品放在固定、醒目的位置。

（5）提供适度的感官刺激：应维持明亮的自然光或人工光源，以暖色调为主；避免噪音或过于安静；播放患者喜欢的老歌、音乐、戏曲等；利用光线、音乐、芳香和各种物体为认知障碍患者提供多重感官刺激。

（方　珉）

57. 脑微出血与痴呆有关系吗

随着近年来磁共振的普及，越来越多的患者接受过磁共振检查。在记忆门诊，医生经常会遇到一些神情紧张的患者或者家属，他们拿着一份磁共振报告来，就为了搞清楚一个问题：脑微出血。

（1）脑微出血的概念：脑微出血是一种脑内微小血管病变导致的含铁血黄素沉积，常见于老年人，与年龄、血压、心脏疾病等因素有关。很多患者闻"血"色变，一听到微出血就认为是"脑溢血"，其实这是一种错误的认识。它并不代表急性或者慢性脑出血，所以它与老百姓所说的"脑溢血"是完全两种不同的疾病，没有必要过度惊慌。

（2）脑微出血与痴呆的关系：目前认为脑微出血能够增加认知障碍的风险，脑深部的微出血与血管性认知障碍的关系更密切，大脑表面的微出血则与阿尔兹海默病(老年痴呆)更密切。脑微出血数目越多，认知下降和痴呆的风险越高。正因为如此，记忆门诊的医生会让患者做磁共振检查是否有脑微出血。但是需要注意的是，有脑微出血并不等于就患上了痴呆，因为有10％的正常老年人也会有这样的表现，因此不必过度惊慌，到记忆门诊咨询可明确诊断。

（方　珉）

58. 长期心情不好会导致痴呆吗

工作压力大、炒股赔钱、中年离异、老无所养等现实问题，常导致中老年人群郁闷与心情不好，长此以往可能出现抑郁症状，表现为思维反应慢、想事情"断片儿"、不愿与人沟通、不愿出门、情绪低落、表情呆板、轻生厌世等，尤其是严重抑郁发作时,酷似"痴呆"表现。在早期积极治疗抑郁症状,可逆转痴呆样表现,如病情拖延、不治疗可能导致出现真正的痴呆病理改变。

如何识别抑郁性假性痴呆呢? 以下 10 条有助您识别:①既往有抑郁症或躁狂症病史;②目前主要表现为情绪低落;③多在重大不良生活事件影响下急性起病;④痴呆样症状可逆,可完全恢复正常;⑤一般无记忆力、智能障碍,有的抑郁症患者回答问题缓慢或不回答,动作迟钝,常常智力测验分数低,但抑郁症状缓解后,智力测验分数恢复正常;⑥病情有早上重、夜晚轻的变化特点;⑦病程呈发作性,抑郁症不发作时则完全正常;⑧有近似回答现象,回答结果不正确,但回答内容与提问内容近似;⑨无相应的躯体、神经系统体征及实验室检查阳性结果;⑩抗抑郁治疗效果好。

(尹 又)

59. 手术是否会使老年人更容易出现痴呆

手术后引起的认知障碍常见的特点是记忆力和注意力受损,并可经心理学检测发现,在老年人的心脏手术后高发。术后认知障碍的发生主要与以下几个方面相关。

(1) 年龄:是手术后痴呆发生的独立危险因素,年龄越大,发生的概率越高。

(2) 低氧:中枢神经系统对低氧十分敏感,术中氧供应不足时脑细胞能量供应不足、神经分泌功能紊乱,促进痴呆发生。

(3) 麻醉:研究显示全麻后出现短期的认知损伤较硬膜外麻醉、局部麻醉普遍,可能与药物代谢不完全相关。

(4) 药物:患者长期酗酒或使用某些药物,如三环类抗抑郁药、地高辛、抗癫痫药、β受体阻滞剂、非甾体抗炎药等可使术后精神障碍的危险性增加。

(5) 手术方式:数据显示,心肺流转术等体外循环手术,由于涉及降温,在不当复温的过程中可能会造成神经损伤。

(尹 又)

60. 痴呆患者膳食如何吃才对

美国膳食协会在 2013 年提出了适合痴呆患者的膳食食谱:①限制饱和脂肪酸和反式脂肪酸摄入;②主食蔬菜、豆类、水果和全麦;③补充维生素 E(50 克坚果类);④补充维生素 B_{12}(鱼肉、鸡肉);⑤补充复合维生素(不含铁和铜);⑥避免使用铝锅、发酵粉等。

那结合我国国情,老年痴呆患者饮食上需注意以下几方面。

(1) 适当进行户外活动,让太阳光照射皮肤,辅助调节人体生物钟及代谢,可增进摄食需求。

(2) 以少量米饭、面食,配合丰富的蔬菜、豆类、水果等(糖尿病患者避免糖分摄入)。

(3) 肉类摄入以鱼肉、鸡肉为主,少量补充猪油类食物。

(4) 适当补充复合维生素。

(5) 积极补充富含维生素 E 的食物,如坚果类,注意避免老年人因牙齿不好而呛咳、误吸入气管等,可将坚果与各种蔬菜打成菜汁补充。

(6) 频率:一般早、午、晚各进食一次,有条件者可以在上午、下午各增加点心一次,按时进食,可以增加进食要求。

(尹　又)

61. 痴呆患者夜间打闹如何进行家庭护理

中重度痴呆患者常出现夜间打闹、起床徘徊等精神症状,家属往往疲于应付,最终只能花费高薪请夜间全程陪护或送老年看护机构。其实通过药物治疗与积极护理是可以极大程度地缓解上述情况的。

(1) 药物治疗:建议服用极小剂量的抗精神病药物(如利培酮、喹硫平、奥氮平等)。大剂量的抗精神病药物可能增加老年人因心脑血管病猝死的风险,因此剂量需要严格遵循医嘱。特别提醒安定类药物一般不建议使用,其具有肌肉松弛作用,且长期服用可能加速痴呆进展。

(2) 非药物治疗:除药物,还应辅以非药物治疗以建立一个综合的治疗方案。非药物治疗失眠症的方法很多,如认知-行为治疗、光疗、音乐治疗、针灸、身体锻炼等。

认知-行为治疗由 5 个主要成分构成:刺激控制、睡眠限制(上床限制)、放松技巧、认知治疗和睡眠卫生教育。

光照治疗(自然光最好):光照是人类昼夜节律的有效调节剂。早晨沐浴晨曦的锻炼能有效巩固夜间睡眠,并减少早晨的睡眠惯性。光照治疗目前主要用于治疗睡眠节律失调性和年龄相关性睡眠障碍。

身体锻炼：一天中 9～10 点以及 15～17 点，这两段时间城市空气污染程度最低，最适宜锻炼。起身后应先喝几杯白开水，在室内稍稍活动一下，等阳光普照以后再出去锻炼。

（尹　又）

帕 | 金 | 森 | 病 |

62. 哪些人容易得帕金森病

研究发现,帕金森病(主要指散发性帕金森病)的发病率有地区、种族和性别差异,白种人发病率最高,黄种人次之,黑种人最低。男性的发病率与患病率均高于女性,其原因目前尚不清楚。年龄老化是帕金森病的主要危险因素,随着年龄增长,黑质多巴胺能神经元呈现退行性变,当70%～80%的神经元死亡时,就可出现帕金森病症状,因此帕金森病主要见于中老年人。此外,还有三大危险因素。①环境因素:在农村居民或饮井水的人中更常见,可能与接触农药和除草剂有关。②雌激素水平降低:绝经妇女或卵巢切除的妇女易患帕金森病,表明雌激素水平降低会增加患帕金森病的危险性。绝经后使用雌激素替代疗法可能降低患病的风险,但其副作用限制了它的使用。③叶酸水平降低:体内叶酸水平低会增加患帕金森病的危险,服用适量的叶酸可能帮助老年人预防帕金森病或其他神经变性疾病。

家族性帕金森病多见于青少年患者,通常由特定致病基因突变导致。

(王　刚)

63. 帕金森病能预测吗

帕金森病至今仍无法预测,科学家们正在寻找一些帕金森病患者特有的生物标志物来筛查那些尚未出现症状的人,但目前仍无突破性进展。单光子发射计算机断层扫描(SPECT)及正电子发射断层扫描(PET)是两种无侵害性功能显像手段,它们不仅能显示脏器的结构,还能反映脏器的功能,因而对诊断早期帕金森病很有帮助。由于 PET 检查非常昂贵,目前主要用于帕金森病的研究,SPECT 的应用相对广泛,有时用于鉴别一些临床诊断不很明确的病例,是目前最有发展前景的一类检测手段。此外,一些特殊表现,如嗅觉减退和表现为睡眠中大喊大叫、拳打脚踢的快速眼动行为障碍,被认为是帕金森病的前驱症状或提示此后发生帕金森病的风险明显增高。

(王　刚)

64. 帕金森病能预防吗

鉴于帕金森病的病因未明，从根本上预防本病是无法做到的，仅能就引起帕金森病及其综合征的一些有关因素提出可行的预防措施。针对帕金森病可能是一种多因素造成的疾病，采取积极的综合性预防措施，也许能取得一些效果。具体措施可按以下一、二、三级预防进行。

一级预防：加强环境保护和劳动保护，对废渣、废料、废水进行无素养化处理；改善工作环境和条件，保障厂矿工人和周围居民免受毒害。预防和治疗某些可能引起帕金森综合征的疾病，如甲状旁腺功能减退、脑动脉硬化及脑部肿瘤。积极预防一氧化碳、锰、氰化物的接触和中毒；尽量避免哌替啶类药物的使用，严厉打击贩毒、吸毒。在老年人中积极开展有益于健康的体育活动和娱乐活动，改善健康状况。

二级预防：关键是早期诊断，早期治疗。本病有着较长的代偿期。脑内纹状体区多巴胺含量降低 70％～80％时，才会出现典型的帕金森病症状。对肌张力、协调动作和姿势稳定性有怀疑的人群进行随访追踪，以期早期发现本病，早期诊断，控制本病的发展。

三级预防：对于中、晚期患者预防的主要目标是延缓致残的过程和威胁生命的并发症。针对患者的肢体震颤、肌强直、运动功能障碍、言语障碍、便秘及生活不能自理等，亲属及医务人员仍应鼓励患者多做主动运动，如吃饭、穿衣等。运动虽然不能防止震颤，但是可以防止并推迟关节强直和肢体挛缩。鼓励患者克服吞咽困难，多吃蔬菜、水果和适量蜂蜜，避免刺激性食物及烟酒，以减轻便秘。设置必要的辅助设施，必要时对患者给予帮助和保护，以防止摔倒。

（王　刚）

65. 帕金森病的预后如何，影响寿命吗

帕金森病虽然不是一种不治之症，但却可以严重地影响患者的日常生活和工作，甚至致残。因此一些患者常常担心患上帕金森病会短寿。我们说帕金森病本身不是一种致命的疾病，一般不影响寿命，并且随着治疗方法和水平的不断创新和提高，越来越多的患者能较长时间地维持高水平的运动功能和生活质量。据统计，在应用左旋多巴治疗之前，帕金森病患者的预期寿命缩短，其死亡率是

普通人群的 3 倍;应用左旋多巴替代治疗以后,帕金森患者与普通人群的死亡率大致持平。因此患者大可不必担心得了帕金森病会影响寿命。当然,如果患者没有得到及时和合理的治疗,很容易导致身体功能下降,甚至生活不能自理,使致残率增高,病程延长,给患者造成极大痛苦,也给其家庭和社会造成沉重负担,最后出现各种并发症,如肺炎、骨折、泌尿系感染等,成为导致死亡的直接原因。

（王　刚）

66. 帕金森病有哪些主要表现

帕金森病通常起病隐匿,最主要的临床表现如下。①肢体颤抖:常为首发症状,多由一侧上肢的远端(手指)开始,逐渐向同侧下肢及对侧肢体扩展,表现为拇指和屈曲的食指间节律性的"搓丸样"或"数钞票样"动作,精神紧张时加剧,入睡后可消失。值得注意的是,临床上发现少数患者,特别是 70 岁以上的老年人在发病前后可以始终不出现肢体颤抖。②肌肉僵硬:由于患者肢体负责运动的伸肌和屈肌肌张力同时增高,因而做被动运动时检查者感觉其向各个方向的阻力是均匀一致的,僵硬如"铅管样",如果同时伴有肢体颤抖,则会出现规律性断断续续的停顿,触之像"齿轮样"。③运动迟缓:包括运动起始困难和运动迟缓,并因肌肉僵硬而出现姿势反射障碍,逐渐出现卧床时不能翻身,做系鞋带、纽扣、穿脱鞋袜,洗脸,刷牙等动作日益困难;行走时一旦迈步即以极小的步伐向前冲去,越走越快,称"慌张步态"。除了这三大主要表现外,帕金森病患者还可出现面部及口咽部肌肉的运动障碍,导致"面无表情"和讲话低沉无力、流口水,甚至吞咽困难;全身皮肤尤其是面部易出汗、多油脂。此外还有近年来越来越被重视的非运动症状,如情绪改变(焦虑、抑郁)、记忆力下降、自主神经功能障碍(便秘、体位性低血压)等。

（王　刚）

67. 肢体震颤一定是帕金森病吗

震颤是人体某一个或多个功能区的节律性、不自主的运动,也就是我们俗话说的"颤抖、抖动",它常是运动神经元异常同步化的结果。明显的震颤肉眼就可以发现,小幅度的震颤可能需要通过敏感的记录仪测得。震颤可以是神经系统正常时出现的生理性震颤,也可能是疾病过程中唯一和仅有的症状(特发性震颤），或者是疾病众多的症状之一（症状性震颤）。震颤既可以根据震颤肢体活动状态的行为学分类，也可以按照引起震颤的疾病病因分类。

按照行为学分类可以分为 2 类。①静止性震颤：指在肌体完全被支撑，消除重力影响下，并且相应肌肉没有自主收缩时产生的震颤，即平静状态下就发生的震颤。②动作性震颤：指在任何肌肉自主收缩过程中发生的震颤，如有一些人的肢体一般情况下不颤抖，但在拿东西的时候，如用筷子夹食物或端杯子喝水就会发生肢体震颤，它包括姿位性震颤、运动性震颤、等长性震颤和任务特异性震颤。

按照震颤病因分类可以分为 2 类。①生理性震颤：正常身体某部分的细小的动作性震颤，通常影响双手，不会对日常生活造成影响，如紧张、焦虑及过度疲劳时出现一过性肢体震颤。②病理性震颤：由各种疾病引起的震颤，可严重影响患者的日常生活，包括帕金森病震颤、中脑性震颤、特发性震颤、肌张力障碍性震颤、周围神经病震颤、药物及毒物诱发的震颤、小脑性震颤、癔症性震颤和其他原因导致的震颤。

因此能够导致肢体震颤的原因和疾病很多，并非只有帕金森病一种，而肢体震颤也并不代表一定是帕金森病。

（王　刚）

68.　帕金森病睡眠障碍该怎么治疗

帕金森病患者的睡眠障碍主要包括：①失眠，主要表现为入睡困难、次日早醒以及睡眠不能持续，即夜间醒来次数增加；②快速眼动期行为障碍，即在快速动眼睡眠期，患者出现各种不自主运动，如拳打脚踢、翻滚跳跃等动作，醒后常可回忆出梦中的场景。睡眠障碍发生的原因包括年龄增加、帕金森病对睡眠中枢结构的影响及抗帕金森病药物的影响。此外，帕金森病合并的抑郁、焦虑等精神症状也会加重睡眠障碍。那么，我们该如何应对呢？①建立良好的睡眠习惯，如保持室内适宜的温湿度、创造安静的入睡环境、卧室的灯光不宜过亮等；避免睡前运动，晚餐后不饮浓茶、咖啡；被褥不宜过厚，以避免翻身困难；为运动迟缓的患者提供方便上下床的设施等。对于合并有抑郁、焦虑症状的患者，要积极进行心理治疗，调整好心态，消除悲观、抑郁等不安情绪，家属要配合鼓励患者，维护其自尊心，使其在良好的情绪中乐观生活。②对于顽固性失眠患者可采用药物干预，常用的有镇静催眠药，非典型抗精神病药如喹硫平等对帕金森病患者睡眠障碍也有改善作用。针对抑郁的患者可采用抗抑郁药物治疗，抑郁症状的改善有助于提高睡眠质量。

（王　刚）

69. 帕金森病出现情绪障碍该怎么治疗

帕金森病患者容易出现抑郁等情感障碍，主要原因有 2 类。①心因性：因肢体震颤、动作笨拙、表情刻板、步态特殊、吐词不清、流口水等表现和生活能力的下降常被人注目，在人际交往中容易产生自卑心理和厌世情绪。②病理性：帕金森病患者脑内单胺类递质(多巴胺、5-羟色胺、去甲肾上腺素等)系统失调，研究发现这种神经递质可能参与了人的情感控制。严重抑郁的患者会产生轻生的想法和举动，应当重视。抑郁的处理措施有以下 3 个方面。①心理护理：多与患者交谈，引导患者与周围病友建立良好的关系。鼓励亲属多探视，热情关怀，消除患者忧郁情绪。②对于心因性抑郁，一旦通过调整抗帕金森病药物治疗方案使患者相关症状达到较满意的控制，生活质量明显提高后，抑郁就能够明显缓解。③药物治疗：如果抑郁影响了患者的日常生活，就应开始抗抑郁药物治疗。临床上广泛应用氟西汀、帕罗西汀、舍曲林以及多塞平、阿米替林、去甲替林或丙咪嗪等治疗帕金森病患者的抑郁。临床上氟西汀、帕罗西汀对于抑郁和焦虑均有效。严重的焦虑，可以在短期内使用劳拉西泮或氯硝西泮。

（王　刚）

70. 帕金森病饮食有哪些注意事项

服用左旋多巴类药物时饮食上要注意避免在每次吃药之前进食过多高蛋白质食物，如牛奶、豆浆、鱼类和肉类，因为蛋白质在肠道内分解成的氨基酸妨碍左旋多巴的吸收，影响疗效。但并不是说吃了左旋多巴类药物就要吃素了，蛋白质是人体必需营养物质，应该适量摄取，只不过摄取量和时间要合适。比如用牛奶或豆浆替代水服药是绝对不可以的，但是吃了药并且药物起效后，还是可以喝牛奶和豆浆的。晚餐大鱼大肉，然后吃药，药物的效果肯定大打折扣，但是晚餐前服药并起效后，晚餐可以适当增加荤菜的量。

（王　刚）

71. 帕金森病药物治疗的原则是什么

药物治疗帕金森病总的原则是：①长期服药、控制症状，几乎所有患者均需终身服药。②对症用药、辨证加减，根据患者的年龄、症状类型、严重程度、功能受损的状态、所给药物的预期效果和副作用等选择药物，同时也要考虑相关疾病进展的情况、药物的价格和供应保证等，来制订治疗方案。③最小剂量、最佳效果，即"细水长流，不求全效"。④权衡利弊、联合用药，左旋多巴制剂是最主要的抗帕金森病药物。近年来陆续推出很多新药，各有利弊，单独使用效果均不理想，与左旋多巴并用有增加疗效、减轻运动波动、降低左旋多巴剂量等作用。国外提出的"slow(慢)"和"low(低)"，即增加药物剂量要缓慢，剂量宜小，应用最小的剂量，获得最好的效果。

目前帕金森的治疗药物大致可以分成以下几种。多巴制剂：指左旋多巴和复方左旋多巴，例如美多芭(多巴丝肼片)、息宁(卡左双多巴缓释片)等；多巴胺受体激动剂：如普拉克索、吡贝地尔等；抗胆碱能药：苯海索；单胺氧化酶抑制剂：司来吉兰；儿茶酚-氧位-甲基转移酶抑制剂：恩他卡朋；金刚烷胺。由于上述各种药物的选择性作用机制不同，何时何种情况下使用何药，剂量大小，必须由专业神经科医生根据不同的患者开具不同的个体化处方，并遵照医生、专家的指导服用。

（王　刚）

72. 帕金森病的脑起搏器治疗效果如何

脑起搏器，即脑深部电刺激术(DBS)，可以全面控制帕金森病的主要症状如震颤、僵直、运动迟缓或不能、平衡障碍等，在经过数月的刺激后可明显减少抗帕金森药物的剂量，消除或减轻药物引起的副作用如运动波动、开关现象、异动症等。对于双侧症状的帕金森病患者，可双侧植入控制双侧症状，对改善起立、开步、转身及翻身等中线症状有明显作用。DBS主要能改善"关"期运动功能，同时增加"开"期时间，这样对于改善患者的运动波动、开关现象，恢复患者独立生活能力及正常的社会活动和家庭生活都十分有益。通过对植入DBS患者的长期随访研究，认为DBS能长期有效控制症状，国外报告的植入时间最长的患者已有近20年，仍能维持较好的疗效。但值得一提的是，帕金森病是一种不断进展的疾病，目前还没有任何一种治疗能停止疾病本身的发展，所以DBS只能改善帕金森病的症状，并不能治疗疾病本身，更不可能治愈帕金森病。DBS 对于某些帕金森病症状改善不明显或完全不能改善，如对左旋多巴没有反应的吞咽困难和构音困难、应用左旋多巴无效的跌倒、直立性低血压、抑郁和认知功能障碍、性欲问题、便秘、尿失禁、温度调节障碍、皮脂溢出等。

（王　刚）

73. 帕金森病如何进行康复锻炼

为了维持或改善帕金森病患者的日常生活、活动能力，提高生活质量，在药物治疗的同时配合康复治疗对防治帕金森病的继发性功能障碍是必要的。①平衡训练：由于帕金森病患者的姿势反射障碍，遇障碍物或突然停步时容易跌倒，因此在训练中强调姿势反射、平衡训练。开始可以坐着锻炼，逐步过渡到直立、无支持的体位。在训练中可以使用语言指令、音乐、拍手、镜子、地上做记号等手段辅助进行有节奏且相互交替的运动。如双足分开 25～30 厘米站立，向左右前后移动重心并保持平衡或向前后左右跨步运动；躯干和骨盆左右旋转，并使上肢随之进行大的摆动，对平衡、缓解肌张力有较好作用；重复投掷和捡回物体；运动变换训练，包括翻身、上下床、从坐到站或床到椅的转换等。②视觉暗示锻炼：尤其是对于有"冻结"现象的患者，在地板上画两条平行的线，只有两条线在患者的前面，患者才容易行走，而线条在患者的一侧或者两侧，患者均存在迈步困难，说明视觉暗示对于克服行走困难有帮助。因此，可以在患者前面的地板上每隔一段距离（相当于步幅长度）画上一条线，让患者每一步都跨越一条线，患者的步幅会较没有画线时明显增大。在户外行走时可以利用人行道上的地砖，规定每步必须跨越几块地砖，并在心中默数口令，配合双上肢的摆动可以明显改善步态。

（王　刚）

74. 预防帕金森病患者跌倒的几点措施

帕金森病是中老年人常见的神经变性疾病之一，我国 65 岁以上人群中帕金森病的患病率约为 1.7%。随着我国人口老龄化的加剧，其患病率进一步攀升。帕金森病一般不会自然缓解，数月或数年后就会影响生活和工作。其中严重影响帕金森病患者生活质量的一个重要因素是容易跌倒，不仅导致骨折等严重并发症，还使患者对日常活动产生恐惧心理，进而造成帕金森病患者的社会隔离。

　　引起帕金森病患者易跌倒的原因有以下几种。①运动功能障碍。如姿势步态障碍是帕金森病患者摔跤的最常见原因，易在变换体位如转身、起身和弯腰时发生。症状波动，如开关现象、剂末现象、晨僵、异动症等，都易导致跌倒发生。②药物引起低血压导致跌倒。抗帕金森病的药物如左旋多巴类制剂、多巴胺受体激动剂等，可能会加重直立性体位性低血压，如果抗帕金森病药物、抗高血压药物联合应用，更会增加体位性低血压的风险。③生活环境不当。如地面、物品放置不当，光线不宜等，以及衣着、鞋子不适宜等；不能独立活动，身边缺少他人照料或擅自活动；对跌倒有惧怕心理。

　　针对上述危险因素，帕金森病患者本人和家人要学习一些防护措施来尽量避免跌倒的发生。①首先要严格监测患者用药效果及不良反应，及时调整药物剂量和用药时间，不可随意停药或增减药量。②有体位性低血压者平时可以穿有弹性的紧身裤和弹力长袜促进直立时静脉血液回流，弹力长袜尺寸要合适，过紧会阻滞血液回流。起床前先活动下肢后缓慢起身，每天做倾斜运动以逐步调节体位改变时血压的耐受性。③在行走时主动调整身体重心，患者一定要足跟落地，克服全脚掌甚至是前脚掌着地引起的重心前移，这样可以在前足跟落地时保持重心还在后足，以后足支撑为主，避免"追逐重心"。④练习踏步走、大步走、听口令、听音乐、摆臂、拍拍子行走或跨越物体（真实或假想的）等。在变动体位时要稳、慢，必要时使用拐杖、助行器或轮椅，做好行走时的防护。⑤避免常见的环境危害如地面不平、湿滑，在浴室内放置防滑垫，浴缸、马桶处设置扶手，保证室内光线充足且不刺眼。患者衣着宽松，鞋子应合脚、平跟、防滑。⑥家人应熟悉患者的生活习惯，对患者进行细致和周到的照顾。对患者进行安慰、解释与积极暗示，增强患者的自信，减轻患者恐惧、焦虑心理。⑦最后还要注意膳食和营养，膳食中注意满足糖类、蛋白质的供应，少进食动物脂肪。多吃新鲜蔬菜和水果，促进肠蠕动，防治便秘。食物应细软、易消化，便于咀嚼和吞咽，按半流质或软食供给并提供充足的进餐时间。

（管　强）

—— 专家简介 ——

管　强

　　管强，同济大学附属同济医院神经内科副主任医师。擅长帕金森病、特发性震颤、脑血管病、头痛等疾病的诊治。

75. 帕金森病是否可以采用干细胞治疗

干细胞是一类在机体的整个生命期中具有自我更新能力和高度分化潜力的细胞，在合适的条件下或给予合适的信号，干细胞可以分化成为任何一种成体组织细胞，包括多巴胺能神经元，这种能力为成功治疗帕金森病等神经变性疾病提供了可能。干细胞具有很强的可塑性，帕金森病的病理变化主要是黑质多巴胺能神经元退行性变，这是帕金森病适合于干细胞移植治疗的最重要原因。已有不少关于神经干细胞移植治疗帕金森病动物模型成功的报道，这使干细胞移植治疗帕金森病有了依据。干细胞移植治疗帕金森病，已呈现出光明的前景，但还有许多问题需要解决，包括：①哪种类型的干细胞移植效果最好；②干细胞能否长期持续提供有功能的多巴胺能神经元；③能否有足够多干细胞源性的多巴胺能神经元生存，并与纹状体建立真正突触联系，从而参与神经网络的形成；④干细胞等未分化细胞有形成肿瘤（如畸胎瘤）的潜能，也可能会伴有其他副作用。目前科学家希望能通过技术手段控制好干细胞的分化和移植策略，以把形成畸胎瘤的危险降到最低。随着分子生物学技术的发展和帕金森病研究的深入，干细胞治疗帕金森病的临床应用必将拥有诱人的前景，但目前干细胞治疗帕金森病还处在临床试验总结阶段，还没有真正在临床广泛应用。

（王　刚）

癫｜痫｜

76. 眼睑抽搐是不是癫痫的症状

抽搐是癫痫的主要症状之一，但不是癫痫病的独有症状，也不是所有的癫痫患者都有抽搐。有的患者发病时仅有感觉、行为、精神等异常，而无肢体抽搐，但他们也是癫痫患者。除了癫痫以外的其他疾病也可引起抽搐，如癔症性抽搐、低钙抽搐、小儿高热惊厥、低血糖惊厥等不属于癫痫范畴，因此抽搐不一定都由癫痫所致。同时，有些类型的癫痫患者没有抽搐症状，如失神发作、颞叶癫痫、腹型癫痫、头痛癫痫等。因此，不能把抽搐与癫痫等同起来。

（金海峰　郝　勇）

77. 癫痫患者是否可以少量吸烟饮酒

不可以。

香烟中尼古丁和一些致癌物质对身体的损害是肯定的，并且有医生发现有些患者的癫痫发作与吸烟有明显的关系。香烟中含有大量尼古丁，一般人轻度过量吸烟可出现头晕、恶心等症状，这就是尼古丁中毒的结果。尼古丁对脑血管的舒缩有明显的影响，而烟草中的尼古丁会使脑血管舒缩紊乱，这样就有可能诱发癫痫。由此看来，癫痫患者不应吸烟。

酒和癫痫发作有明显的关系，癫痫患者要禁酒，包括任何含有酒精的饮料都要禁止。这是因为酒中含有一定量的酒精，它能导致酒精中毒，比烟的危害更大。一次过量饮酒，就会出现神经系统功能紊乱，使人举止失常、没有自控能力，稍严重的会神志昏迷或者发狂、发疯，更明显的表现是记忆衰退或者肌肉活力减弱，还会严重损伤肝脏、肾脏，对脾胃功能也有损伤。长期大量饮酒可直接产生酒精中毒性癫痫，这是大家公认的。不少患者都有饮酒后诱发癫痫的经历，这是因为酒精可使大脑神经细胞兴奋，癫痫发作阈值降低。另外饮酒后有些人容易寻衅滋事，造成伤亡，或造成脑外伤引起继发性癫痫。故癫痫患者饮酒百害而无一利。

烟和酒都可能是癫痫发作的诱发因素。确诊癫痫的患者，不可以吸烟饮酒。

（金海峰　郝　勇）

78. 脑电图的"痫样放电"是否就是癫痫

人类的大脑与身体的其他部位如心脏、肌肉等一样，总是在不断自发进行着很微弱的生物电活动，能产生生物电流。脑电图检查就是通过在头皮上安放电极的方法，利用脑电图描记仪将脑自身微弱的生物电活动放大记录，得到有一定波形、波幅、频率和相位的曲线图，以帮助诊断疾病的一种现代辅助检查方法。当脑组织发生病理或功能改变时，脑电图曲线可发生相应的改变，从而为临床诊断、治疗提供证据。

"痫样放电"指脑电图记录到的不同于背景活动的波或复合波，是癫痫的重要客观证据，对诊断起重要作用。但是，脑电图检查只是诊断癫痫的一个依据，不能仅仅依据脑电图的异常就武断地诊断为癫痫。在正常人群中有一部分人的脑电图可以表现为异常，甚至还可以见到癫痫样波形。

因此大多脑电图报告中"轻度不正常"的结论一般是没有确定的临床意义的。如果是"痫样放电"，还要进行其他必要的检查或复查，并结合临床表现加以判断。

（金海峰　郝　勇）

79. 癫痫患者在家中发作时如何实施急救

癫痫患者经过正规治疗，有时仍然不能完全避免发作，发作时正确、及时的初步处理就显得尤为重要了。

（1）识别发作，防止损伤，注意观察：有时有发作预兆后发作不可避免，有条件及时间可将患者扶到床上，来不及就顺势使其躺倒，防止意识突然丧失而跌伤，同时迅速移开周围硬的、尖锐的物品。家人应密切观察患者发病时间、每次发作持续时间，及先抽搐的部位、是局部还是全身、是否伴有意识丧失及双眼呆滞、两眼注视的方向、是否有大小便失禁等，这些表现有助于对医生进行定位诊断。有的患者发作时情绪激动，可能发生自伤、伤人、毁物等过激行为，应立即采取紧急控制措施，以免造成严重后果。对于患儿，不要因为孩子漫不经心、不认真而责备孩子，因为有时癫痫发作只表现为孩子突然停止原来的活动，两只眼睛呆呆地不动，怎么叫都不回应，或是手中拿着的东西掉到地上，这是病情发作。

（2）癫痫大发作的急救：出现先兆，首先要保护好舌头。抢在发作之前，将缠有纱布的压板放在患者上、下牙之间，以免咬伤舌头，如果发作之前还没有放入，可等患者张口时放入，患者抽搐时不要强行放入，以免伤害患者。使患者平卧，松开衣领，头转向一侧，以利于呼吸道分泌物及呕吐物排出，防止流入气管引起呛咳和窒息。大发作时呼吸道分泌物较多，非常容易造成呼吸道阻塞或吸入性肺炎，此时切记口中不要塞任何东西，也不要灌药，以防止窒息。有些人看到癫痫患者抽搐时常常采用掐人中的办法，希望以此来终止患者的发作，其实患者抽搐是大脑过度放电，一旦发作，不能控制，只能等放电终止，抽搐才能停止，所以遇到患者抽搐发作，不要去掐患者的人中，这样对患者毫无益处。有人在患者阵挛期强制性按压患者四肢，试图制止抽搐而减少患者的痛苦，但过分用力可造成骨折和肌肉拉伤，反而会增加患者的痛苦。

（3）癫痫持续状态的急救：癫痫持续状态是一种急危重症，如不及时救治可出现脑水肿、脑疝、呼吸循环衰竭而导致死亡。目前认为只要患者的抽搐持续时间超过 5 分钟仍未停止就应尽早呼叫"120"急诊就诊，送医院之前如家里备有苯巴比妥、地西泮等灌肠剂，可给予一次药物，然后送往医院，送医院后要向医生详细报告发病过程，给药时间及剂量，以利于医生掌握病情，合理救治。

（金海峰　郝　勇）

80.　癫痫和痫性发作是一回事吗

癫痫在我国民间常常被称为"羊角风"或"羊癫风"，在中医学中它又被称为"痫证""癫疾"等。它是由多种原因导致的脑部神经元高度同步化异常放电所致的临床综合征，以脑部神经元突然、过度放电所致的突然、反复、短暂的脑神经系统功能失常为特征。根据异常放电神经元的位置及波及的范围不同，癫痫的发作可表现为感觉、运动、意识、行为、自主神经功能等出现不同程度的障碍，或兼而有之。癫痫并不是一种简单的疾病或综合征，而是由大脑多种病理过程引起的一种复杂症状和症候群，其主要特点就是发作性、短暂性、重复性和刻板性。

癫痫和痫性发作是两个不同的概念。癫痫是一组由已知或未知病因所引起的脑部神经元反复过度同步放电，导致临床上出现反复、短暂、刻板的神经系统功能失常为特征的临床综合征。而痫性发作是指临床上每次发作或每种发作的过程。癫痫患者可有一种或数种痫性发作形式，反复多次痫性发作所引起的慢性神经系统病症称为癫痫。因此并非所有出现痫性发作的患者最终都被诊断为癫痫。

（于青云　张宇浩）

81. 原发性癫痫是怎么回事

癫痫从病因上可以分为原发性和继发性两种。原发性癫痫，又称特发性癫痫，是指除遗传性因素外不具有其他潜在病因的癫痫，通过详细询问病史及体格检查以及目前所能做到的各种检查不能证实。继发性癫痫，是指有引起癫痫发作的器质性病变或存在全身性代谢性疾病迹象的一类癫痫。

继发性癫痫病因复杂，主要是由各种原因引起的脑部疾病以及全身性疾病所致。遗传也可能起一定作用。继发性癫痫病因如下。

（1）先天性疾病：如染色体异常、遗传性代谢障碍、脑畸形、先天性脑积水等。

（2）产前期和围生期疾病：产前与产时的颅脑损伤是婴儿期癫痫的常见原因。围生期宫内窒息、颅内出血、骨盆狭窄、分娩过速、胎儿过大均可造成胎儿脑损伤，也都可能是癫痫发作的病理基础。

（3）高热惊厥后伴发癫痫发作。

（4）颅脑外伤。

（5）颅内感染：见于各种细菌性脑膜炎、脑脓肿、肉芽肿、病毒性脑炎、结核性脑膜炎、隐球菌性脑膜炎、钩端螺旋体脑动脉内膜炎、艾滋病病毒（HIV）性脑病及脑寄生虫病（如猪囊尾蚴、血吸虫、弓形虫等感染）。

（6）中毒：如各种感染中毒性脑病等。

（7）颅内肿瘤。

（8）脑血管病、脑血管畸形、脑卒中后、高血压脑病也可伴发癫痫。

（9）营养代谢性疾病：低血糖、高血糖、尿毒症、维生素 B_1 缺乏所致韦尼克脑病等。

（10）其他疾病：如多发性硬化、阿尔茨海默病和皮克病也可伴有癫痫。

（于青云　张宇浩）

82. 癫痫会遗传吗

关于癫痫是否具有遗传性及癫痫患者能否生育，这是许多患者及家属关心的问题。

关于癫痫病的遗传性，国内外的许多学者都从很多方面进行了研究，如不同病因的癫痫家系成员的患病率、不同发病类型癫痫亲属患病率、癫痫家系成员的发作类型与先兆发作类型的一致率、家系脑电图、双生子癫痫发病的一致率及癫痫家系的染色体研究等。得出的一致结论是：癫痫存在家族聚集性，也就是说，癫痫存在遗传倾向，不仅是原发性癫痫，继发性癫痫也是如此。大量的遗传学研究表明，癫痫与遗传有密切关系，包括原发性和继发性癫痫。遗传因素是癫痫发病的主要内因，从胚胎开始到发病前各个方面的因素对脑所造成的伤害则是癫痫发病的主要外因。对双生子患癫痫的研究表明，癫痫患儿具有遗传易感性，单卵双生子的患病一致性是双卵双生子的 6 倍左右，两者的患病一致性及发作类型的一致性均有显著差异。这说明遗传性状不同，癫痫的患病一致性也不同，证明癫痫与遗传有肯定的关系。对癫痫患者的家系分析和流行病学调查表明，特发性癫痫的亲属有 3.8%～10.8%患癫痫，有些甚至高达 19.8%～35%，明显高于症状性癫痫的 1.0%～4.6%，后者又较普通人群 0.3%～0.6%的患病率高得多，而且与患者血缘关系越近，患病率越高。

以上说明，癫痫具有一定遗传倾向。不过这只是说明有遗传因素的人其发作阈值低，易感性增高，遇到某种环境因素时易出现癫痫发作，至于是否发病则由内外因共同决定。由遗传因素引发的癫痫发作只占所有癫痫的一小部分，因此患者不必过于担心癫痫的遗传问题。一般而言，绝大多数的癫痫妇女可以生育。少数怀疑存在基因缺陷的患者，在做了相应的遗传咨询检查后，若确认基因有问题，则不能生育。

（于青云　张宇浩）

83. 癫痫女性能要一个健康的宝宝吗

大多数癫痫患者在妊娠后癫痫发作会增加，分娩时难产率明显高于无癫痫病者。因此需要注意以下问题。①受孕前到有关的专科门诊进行咨询，患者及其丈夫应该知道服用抗癫痫药的母亲所生的孩子发生畸形的概率是正常人群的 2～3 倍。抗癫痫药物仅仅是造成这种危险的一个方面，母亲的健康状况也是重要的因素。应该详细地了解家族中有无发生畸形，采取多种防护措施可以使这种畸形危险性下降。②控制发作后再怀孕。在妊娠前已控制癫痫发作者，50%的人仍可保持不发作，5%的人发作减少，45%的患者发作次数增多，如果在妊娠前发作多于每月 1 次,妊娠时则有 60％～98％的机会发作增多,并常在前 3 个月内发作增多。妊娠期癫痫发作变化的原因至今尚未明确,可能与妊娠毒血症、血管损害、静脉栓塞、妊娠引发脑病和抗癫痫药血药浓度降低等有关。③妊娠期需继续服抗癫痫药。有的学者认为妊娠期癫痫发作增加,与抗癫痫药血药浓度降低有关,主张妊娠期适量增加抗癫痫药剂量,但癫痫妊娠者最好单一用药以减少毒副作用,不宜使用苯巴比妥和苯妥英钠类药物,因为苯巴比妥和苯妥英钠的服用能使胎儿畸形,所以应使用毒副作用小的抗癫痫药,经常检测抗癫痫药血药浓度,以确定最低的有效剂量。③补充足量的维生素、微量元素和叶酸,保证充足的营养和睡眠,尽量避免服用其他药物,禁止饮酒。④防止妊娠并发症。癫痫患者妊娠时并发症发生率能增加 50％,如孕期阴道出血、妊娠毒血症、早产、剖宫产、自发流产及羊膜感染等,而且婴儿病死率也高。因此应当提倡患者选择具备进行相关急救措施的医院分娩。

（于青云　张宇浩）

84. 癫痫患者日常生活中需要注意什么

（1）饮食控制:禁烟酒、咖啡,禁食辛辣刺激性食物及饮品,慎重食用海鲜、葱、姜、蒜。

（2）生活规律:禁止过度疲劳,禁长时间看电视、电脑、手机等,禁玩游戏。

（3）情绪稳定:避免情绪激动,禁过喜、过悲、过怒。

（4）运动及锻炼:适合慢跑、散步、打太极拳等,而不宜参加攻击性、冲撞性、对抗性强的体育活动及剧烈的个人锻炼,如快速奔跑、长距离大运动量奔跑、游泳等;若进行长时间用脑的活动,比如下围棋,往往容易造成用脑过度,下象棋也应加以节制,而在这些活动后应尽快做些体力活动进行调节;不宜长时间看书或大声朗读,尤其是原发性阅读癫痫的患者。

（5）注意生活及工作环境:远离各种污染源,包括农药污染、化学污染、声及光污染(包括打电子游戏机、夜总会、卡拉 OK 场所以及各种高噪音工场或车间等)等,这些污染都可直接作为诱因而诱发癫痫发作。

（6）择业:由于癫痫发作往往很突然,所以癫痫患者在择业时要避免盲目性,慎重选择。一般来说,需要注意以下几个问题。①确保在工作中突然发作时自己不会受到意外伤害,也就是说工作环境要安全。应避免电工、机械操作、水上作业或者近水作业、高空作业、地下单独作业、火炉边作业、爆破、接触强酸强碱或剧毒品的职业或工作。②确认工作环境不会形成发作诱因。比如，强体力劳动和长时间的阅读、下棋、计算、绘画和过度脑力劳动，容易造成疲劳；强噪声、强光刺激以及有强烈异味刺激的工作环境，容易使患者神经受刺激。癫痫患者不能从事上述职业或工种。③确保在工作中发作时不会伤及他人或对社会造成危害。如驾驶交通工具、指挥工作和一些特殊的社会工作等，癫痫患者均不宜从事。

（于青云　张宇浩）

85. 癫痫手术后可以不再吃药了吗

癫痫是一种常见病、多发病，发病率非常高，国内统计显示癫痫患病率高达5‰，其中以儿童和青少年多见。到目前为止，癫痫的治疗一般仍以内科药物治疗为主，70％～80％的癫痫患者可以通过药物治疗获得治愈或者缓解。

手术治疗，需要完整的术前评估，而且必须要考虑手术风险、手术损伤等。通常对于药物难治性癫痫，才考虑进一步手术治疗方案。据统计，至少会有20％～30％的患者虽然通过2种或2种以上抗癫痫药物的正规治疗，但效果仍不佳或者没有疗效且影响工作、学习和生活，称为药物难治性癫痫。对于药物难治性癫痫，可以考虑进行外科治疗的术前评估。一般认为，药物难治性癫痫中，约有一半的患者可以从手术中获益，特别是颞叶癫痫，其手术治愈率可以达到70％。但也有部分患者并不适合手术治疗，如病程较长且有多个致痫灶等情况时可能手术无法解决发作的问题。因此，患者需要进行严谨的术前评估，来确定是否可以进行手术治疗。

通常来说，手术效果再好，也不能立即完全停止抗癫痫药物的使用，这是因为：①长期服用抗癫痫药物，立即停用可能导致癫痫持续状态；②手术的创伤、周围的胶质细胞增生、手术区的瘢痕组织等，可能也会成为新的致痫病灶；③手术有可能不能完全消除所有的致痫病灶。具体的药物服用方案和是否能停药或减药，还需经过医生的仔细评估才能确定。但是对改善预后而言，一些超难治性癫痫经手术治疗后虽然不能完全停药，但发作频率和程度比术前有明显减少，手术治疗也是值得的。

（金海峰　郝　勇）

神经｜经｜肌｜病

86. 感冒 2 周后为什么四肢麻木无力，越来越重

吉兰、巴雷是两个外国人的名字，他们先后发现并明确了一种疾病，后人为了纪念他们的成就，就把这一类疾病称为吉兰-巴雷综合征。

本病多发生在儿童和青壮年时期，病前可以有感冒、流涕或腹泻。1～2 周后患者出现双手和（或）双足无力，并逐渐向双上肢及双下肢发展，同时可以伴有麻木感，还常累及面神经及后组颅神经，出现面神经麻痹、说话声音嘶哑、饮水进食咳呛。病情严重时可以累及呼吸肌而导致呼吸困难，此时患者感到咳痰无力、憋气，若治疗不及时可危及生命。病情在 1 周内可以继续发展，4 周后开始恢复。

在护理中应倍加注意。①心理护理：患者意识清醒，常因呼吸、咳痰和翻身困难而心情烦躁、紧张、周身不适。家人应该多安慰鼓励，帮助其翻身、咳痰，增强战胜疾病的信心。②呼吸道护理：此类患者的安危常取决于呼吸功能的好坏和肺部并发症的有无，因此早期的预防非常重要。③饮食护理：如果因肢体瘫痪需喂食，喂食中要注意速度及温度。有吞咽困难者要鼻饲流质食物，保证足够营养和水分。④其他护理：在恢复期开始后，一般出汗较多，应定期擦澡；加强瘫痪肢体的被动运动，按摩 2～3 次/天，每次 20 分钟左右；一旦肌力恢复，鼓励患者加强主动运动（锻炼），不断促进神经、肌肉功能恢复。

（陈玉辉　靳令经）

—— 专家简介 ——

陈玉辉

陈玉辉，同济大学附属同济医院神经内科副主任医师，上海市医学会神经内科专科分会癫痫与脑电图学组委员。擅长周围神经病、肌病的诊治。

87. 为什么糖尿病患者容易出现手足麻木疼痛

很多"糖友"会出现手足麻木疼痛，原因不一而足。

最常见的一种是双手、双脚麻木刺痛，这是糖尿病性多发神经病，以对称性肢体远端麻木、感觉异常或疼痛为主要特征。典型症状包括烧灼样、电击样疼痛或刺痛。有的"糖友"会感觉两只脚像火烧一样难受，这是小纤维神经病，是痛性糖尿病性周围神经病的另一个亚型。累及直径较小的有髓或无髓纤维，导致疼痛。有的"糖友"会感觉一只手麻木胀痛，这可能是腕管综合征，是糖尿病患者最常见的单神经病。有的"糖友"会感觉大腿外侧麻木疼痛，这可能是股外侧皮神经炎。有的"糖友"会在血糖快速控制好之后出现手脚麻木疼痛，这可能是治疗诱导的神经病，特征为血糖控制之后快速出现的疼痛和自主神经功能障碍，可出现在胰岛素和降糖药治疗之后，尤其是 1 型糖尿病患者。有的"糖友"会感觉胳膊或者腿疼痛无力，这可能是糖尿病性多发性单神经炎，是由于特定的多根神经进行性功能异常导致的疼痛，感觉缺失和肌肉无力，腓肠神经和尺神经最易受累。

以上这些情况严重影响"糖友"们的生活质量。麻木和疼痛本身对生活质量就有很大影响，包括睡眠质量、情绪、体力以及活动能力，需要及时就医。

（陈玉辉　靳令经）

88. 糖尿病患者手足麻木是怎么了

糖尿病常见的并发症为周围神经病变，发生率为 60%～90%，在吸烟、年龄超过 40 岁及血糖控制差的患者中更为多见。糖尿病周围神经病变以感觉障碍为突出表现：①感觉异常。有麻木、蚁走、虫爬、发热、触电样感觉，往往从远端脚趾向上发展，患者有穿袜子与戴手套样感觉，感觉障碍严重的患者可出现下肢关节痛及足部溃疡。②自发性疼痛。皮肤没有损伤也会感觉疼痛，如刀割样、针刺样或是火烧样，这种疼痛在夜间更为明显。③深感觉异常。有一种肢体不属于自己身体的感觉，走路时双脚感觉像踩在棉花上一样。当运动神经受累时，肌力常有不同程度的减退，晚期有营养不良性肌萎缩。周围神经病变以双侧对称性多见，下肢远端受累最为明显。出现这些症状的原因是高血糖对神经细胞的直接破坏作用，及周围神经滋养血管的病变影响了神经的血供。周围神经病变可以出现在糖尿病确诊之后，也可以先于糖尿病发生。出现上述症状，需要去医院就诊，做肌电图检查，明确有无糖尿病周围神经病变。控制好血糖可减少周围神经并发症的发生，此外，患者需要做好足部护理：每天检查足部变化；每天洗脚，保持皮肤的柔软、光滑；定期修剪趾甲，随时穿着鞋袜；避免足部过冷、过热，保持足部血供顺畅。

（全　超）

89.　长期酗酒会得"神经病"吗

随着社会的发展和生活节奏的加快,酒精依赖或酒精中毒患者有逐年增加的趋势。慢性酒精中毒性周围神经损害较为常见,影响患者正常的工作及生活。长期大量饮酒,导致主食摄入过少,最终造成营养代谢障碍,特别是 B 族维生素的缺乏影响神经组织髓鞘脂类合成,引起神经组织脱髓鞘甚至轴索变性。此外,酒精及其代谢产物对神经组织具有直接毒性作用。典型症状是由四肢末端,尤其是下肢开始,逐渐向近端对称进展的感觉和运动障碍,患者开始会出现足底灼痛或麻木、发热感以及腓肠肌痉挛性疼痛等症状。病情进展时可出现下肢无力、手套和袜套样感觉。严重者可出现足下垂或腕下垂、步行困难甚至四肢对称性软瘫。检查可有四肢末端深浅感觉减退,肌无力及肌萎缩,远端重于近端,下肢重于上肢。腱反射由远端向近端逐渐减弱或消失,跟腱反射常最先消失。神经电生理的改变以肌电图异常、感觉神经、运动神经的传导速度降低最为典型,损害早期即有改变,可作为早期诊断的重要依据。该病主要以预防为主,避免长期大量饮酒。一旦发生,则应补充大量 B 族维生素,配合康复理疗。对于可能出现的疼痛症状,给予加巴喷丁、阿米替林等药物可以缓解急性期疼痛,但改善作用并不能持续存在。

（全　超）

90.　多发性肌炎的临床表现有哪些

多发性肌炎是多种病因引起的以骨骼肌间质性炎性改变和肌纤维变性为特征的免疫性疾病。如病变只局限于肌肉,称多发性肌炎;如同时累及皮肤,称皮肌炎。多为亚急性起病,任何年龄均可发病,30～60 岁为多。女性患病多于男性。累及四肢近端肌的对称性肌无力、肌痛为主要表现特点。通常患者感肌肉乏力,肌肉疼痛、压痛和运动痛,进而因肌力下降呈现各种运动功能障碍,可有不规则发热,部分可与其他结缔组织病重叠发生,可伴发恶性肿瘤。皮肌炎患者还可出现以眼睑为中心的眶周不等程度浮肿性紫红色斑片;随病程进展,四肢关节、掌指关节和指间关节伸面可出现紫红色丘疹,有毛细血管扩张、色素减退、细小鳞屑。少数患者可伴随间质性肺炎。实验室检查可见白细胞增高，贫血，血沉增快，免疫球蛋白增高，抗核抗体阳性，谷草转氨酶、谷丙转氨酶、乳酸脱氧酶、肌酸磷酸激酶等血清酶上升。肌电图检查可解释活动性肌源性损害，肌肉磁共振可以发现肌肉水肿等表现，通过肌肉活检行肌肉病理切片检查可确诊本病。

（全　超）

91. 得了面瘫该如何治疗

俗称的面瘫，一般指急性周围性面神经瘫痪，常与炎症、病毒感染相关。

得了面瘫，关键是要抓住最佳治疗时机，及早治疗。早期可用 B 族维生素，尤其是维生素 B_{12} 治疗，可促进末梢神经再生；小剂量激素，可减轻神经水肿，防止神经变性；地巴唑及活血化瘀的中药，可以改善局部微循环。千万不要自行采取火针、拔罐理疗等方法，尤其不要向面部注射药物，应在正规医疗机构接受治疗。有病毒感染如疱疹等表现的，应配合抗病毒药物同时治疗。

此外，应远离风寒。吹冷风、冷水刺激是最常见的致病因素，不应贪凉、长时间吹空调和风扇。在乘车、洗浴或饮酒后也应注意不要让风直接吹头面部。注意休息，保证睡眠充足，避免各种精神刺激和过度疲劳，以利疾病的康复。心理减压，面对来自工作、学习、社交、家庭生活等各方面的压力时，学会自我心理调适。膳食合理，少吃油腻滞胃、不易消化的刺激性食物，要多吃蔬菜和水果，维持足够的维生素摄入。

本病突发起病，患者出现面部肌肉瘫痪，自身形象改变，特别是女性发现面容变样，常产生焦虑、恐惧心理，羞于见人。针对患者的心理状态，应鼓励患者表达对面部形象改变的心理感受和对疾病预后担心的真实想法，给予患者解释，认真做好健康教育，告知患者尽早治疗的必要性，消除患者心理障碍，缓解患者紧张的心理状态。

（全　超）

92. 交替性上睑下垂该看哪个科

交替性、波动性眼睑下垂高度提示重症肌无力，应及早到神经内科就诊。

重症肌无力患者常见的首发症状就是眼睑下垂，但其机制尚不甚明了。有学者认为提上睑肌与其他眼外肌不同，为快收缩纤维，具有高度抗疲劳性，是不受多重神经支配的肌纤维。提上睑肌在睁眼时一直受到神经冲动的刺激，因此在病理情况下其代偿空间较小，应对病理改变的"储备"不足，致使神经肌肉传递的安全系数受到影响，比其他肌肉更容易疲劳。也有研究证明提上睑肌的突触皱褶较少，AChR 和 Na^+ 通道较少，在病理情况下容易降低安全系数并加重肌肉接头传递障碍。

此外，重症肌无力的免疫病理过程有补体参与，提上睑肌的补体调节蛋白表达要少于其他骨骼肌，补体调节蛋白可以抑制补体功能，如果补体调节蛋白表达少，就意味着补体激活一旦启动就不容易被终止，因此可推测提上睑肌在补体介导的病理过程中较易受累。

所以，有上述症状的患者，应该及时到神经内科就诊，通常需要做疲劳试验、电生理（重复电刺激）、胸腺 CT 及血清神经肌肉接头相关抗体的检测，以明确诊断，及早治疗。

（赵重波）

—— 专家简介 ——

赵重波

赵重波，复旦大学附属华山医院神经内科副教授，主任医师。中华医学会神经病学分会神经肌肉病学组委员，上海市医学会神经内科专科分会神经肌病组委员。从事神经免疫疾病和肌病的临床工作。

其|他|

93. 视神经脊髓炎患者的饮食有什么注意事项

视神经脊髓炎（NMO）患者的饮食应遵循"三部曲"原则。

（1）进食健康平衡的膳食：坚持进食含有丰富营养物质的饮食，可以根据中国居民膳食金字塔来合理分配饮食。①摄入含有丰富营养的食物和饮品。②限制饱和脂肪酸、反式脂肪酸、胆固醇、过多的糖、过多的盐及酒精的摄入。③每天进食 5 种以上水果和蔬菜。④每天保证 90 克以上谷物食品的摄入。⑤饱和脂肪酸的摄入每天应小于 28 克。⑥保持各类脂肪每天的摄入量在 83 克左右。⑦多进食富含纤维素的食物。⑧限制腌制品的摄入。

（2）多进食可能会轻度降低免疫系统活跃性的饮食：需要注意以下几点。①补充维生素 D 和钙剂。建议 NMO 患者多进食富含维生素 D 的食物，比如海鱼、动物肝脏、蛋黄、乳酪等，也可以服用维生素 D 制剂并鼓励其多晒太阳。血液化验中有项指标名为 25 羟基维生素 D，是反映人体维生素 D 水平的指标。建议血中维生素 D 水平较低的 NMO 患者增加维生素 D 的摄入，推荐每天摄入量为 1 000～2 000 单位（U）。在补充维生素 D 的同时，最好能再补充钙剂。在服用维生素 D 和钙剂 3～6 个月后，建议再次复查血中维生素 D 的含量，同时建议做骨密度检查评估有无骨质疏松症。②增加 $n-3$ 脂肪酸的摄入。多吃脂肪较多的鱼类，多脂鱼含有较多的 $n-3$ 脂肪酸，多脂鱼以深海鱼为主，如三文鱼、鲱鱼、吞拿鱼、鳕鱼、沙丁鱼等，建议每周至少吃 2 次多脂鱼。多进食含 $n-3$ 脂肪酸丰富的油类和坚果，含 $n-3$ 脂肪酸较多的油类为亚麻籽油、山茶油、橄榄油；$n-3$ 脂肪酸还广泛存在于一些坚果类食物中，如核桃、榛子、杏仁、夏威夷果等。很多膳食补充剂都含有 $n-3$ 脂肪酸，如鱼油、鱼肝油等，建议每天能够通过各类膳食补充剂摄入 3 克以下的 $n-3$ 脂肪酸（在膳食补充剂的说明书上 $n-3$ 脂肪酸一般被称为 EPA 和 DHA）。③增加 $n-6$ 脂肪酸的摄入。大部分人的饮食中会含有较多的 $n-6$ 脂肪酸，但 $n-3$ 脂肪酸成分较少。所以，补充 $n-3$ 比补充 $n-6$ 要重要得多。不过，这也是根据每个人的饮食结构不同而有所差异的。葵花籽油、红花油、玉米油、大豆油、亚麻油及月见草油中富含有 $n-6$ 脂肪酸。④减少食物中饱和脂肪酸的摄入，饱和脂肪酸多存在于肉类食物中。美国心脏协会推荐饱和脂肪酸的摄入量不能大于每天摄入总能量的 10％,即小于 28 克。⑤补充 $n-3$ 和 $n-6$ 脂肪酸容易引起维生素 E 缺乏,需要增加补充维生素 E,推荐每天补充 100 单位(U)。

(3) 避免进食可能会对疾病不利的食物:①芦荟,口服芦荟容易与类固醇类药物产生相互作用,影响药效的发挥。②高丽参,对免疫系统有刺激作用,并且可能会与类固醇类药物产生相互作用,影响药效。③黄芪,对免疫系统有刺激作用。④杨梅,可能与类固醇类药物产生相互作用,影响药效。⑤蜂花粉,容易过敏,激活自身免疫反应。⑥洋甘菊,容易加重疲劳感。⑦西番莲,容易加重疲劳感。

(许雅芳)

94. 视神经脊髓炎患者出现肢体抽痛意味着什么

这种情况在视神经脊髓炎患者中非常多见。例如,某患者确诊了视神经脊髓炎(颈胸段 7 个节段的病灶,水通道蛋白 4 抗体升高),给予甲泼尼龙 500 毫克冲击治疗有效,症状改善出院,但 1 个月多的时间后出现无法控制的肢体麻痛,程度非常严重,当时泼尼松 60 毫克口服,复查颈髓 MRI 并没有发现复发的明确证据(病灶增大和增强)。此时就要怀疑出现了发作性痛性强直痉挛(PPTS)。

国外科学家观察了 15 例视神经脊髓炎谱系病的患者,PPTS 发生率达到 26.66％,确诊患者中更高达 57.14％,而且更容易出现在有长节段横贯脊髓损害的患者。发作性痛性强直痉挛的发生距离疾病诊断平均时间为 7 个月(1～29 个月),距离最近一次脊髓炎发作平均时间为 30 天(23～40 天)。发作的患者中脊髓损害范围 75％累及颈胸段,其余 25％为胸段,发作诱因多为情绪因素或突然改变体位。治疗方面用单药卡马西平有非常好的效果(1 例合并使用加巴喷丁),苯妥英钠、普瑞巴林、加巴喷丁效果不佳。

所以,对有颈段病变的视神经脊髓炎或视神经脊髓炎谱系疾病患者出院 1 个月左右需要警惕发生发作性痛性强直痉挛,需要与复发鉴别。因为 1 个月的时候激素不会降太多,基本在维持剂量之上,结合 MRI 增强区别不会太困难。因为症状多严重影响日常生活,而且打击患者的治疗信心,需要及时有效进行控制,治疗首选卡马西平,我们称其有"戏剧性"效果,不宜选苯妥英钠、普瑞巴林、加巴喷丁等,特别是苯妥英钠副作用很多。但卡马西平发生严重过敏的情况令临床医生无法放心地使用,对此有以下对策:对累及颈段患者入院筛查 $HLA-B1502SNP$(卡马西平过敏相关基因多态性),一旦用药严密观察 2～3 周,做好患者健康教育;或者考虑换用奥卡西平,它是卡马西平的 10 -酮基衍生物,药理理论和有限的临床经验提示该药也有很不错的效果,关键是后者不良反应发生的比例和严重程度明显小于前者。

应该指出,痛性强直痉挛并不意味着疾病恶化,也不是疾病的复发,必须克服恐惧,树立信心,摆正心态,顺其自然。

（俞　海）

95. 视神经脊髓炎患者妊娠及哺乳期用药应注意什么

视神经脊髓炎谱系疾病(NMOSD)是一种中枢神经系统慢性自身免疫性疾病,多见于青壮年患者,尤其生育期女性多发。尽管妊娠及哺乳期谨慎用药的观念已深入人心,很多患者对待药物治疗仍存在极端化,或"无知者无畏"或"谈药色变"。NMOSD 患者妊娠及哺乳期是否容易复发、如何选择药物及预防复发、药物对胎儿及母体的影响、妊娠时机的把握以及是否对新生儿进行预防性治疗等问题一直备受大家的关注。近年来,随着对 NMOSD 研究的逐步深入,妊娠及哺乳期的诊治问题虽极具挑战,但其面纱正被逐层揭开。

有证据表明,不治疗、自行中断治疗或随意调整药物可能导致治疗剂量或疗程不足,以及妊娠前未对该病进行有效控制的患者,其预后往往较差且其妊娠相关的年复发率增高。如下图所示,NMOSD 患者妊娠期复发的概率与妊娠前相似,有复发的可能;产后 1～3 个月其年复发率(柱状图所示)较妊娠前、妊娠期及

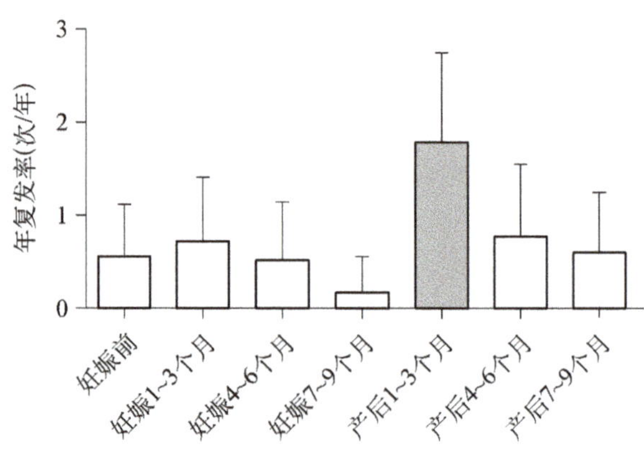

▲ NMOSD 患者围妊娠期与年复发率的关系

妊娠后 4～9 个月显著增高，可能与此阶段特定免疫细胞或促炎介质的活性增强有关。而预防复发的首要任务是选择对妊娠及哺乳期相对安全的药物并进行剂量安全范围内的足量、足疗程药物治疗，尤其 NMOSD 患者产后年复发率显著增高，建议坚持推荐剂量的免疫抑制剂治疗。

　　母爱在母亲和胎儿建立关系的那一刻起就悄然而至，为了胎儿的安全，多数准妈妈会选择不用药、自行减量或停药，值得注意的是，未加控制的疾病对准妈妈本身和胎儿都有可能会产生极大的影响，正确的药物选择能最大限度地控制疾病并减少复发。药物在乳汁中的排泄受到多种因素的影响：①药物的分子量；②药物的溶解度；③药物的离解度；④药物与母体血浆蛋白结合的能力；⑤药物的酸碱度等。下表所列为经临床实践得出的妊娠及哺乳期不建议使用的常见药物。

● 妊娠和哺乳期不建议使用的药物

药物	妊娠前	妊娠期	哺乳期
环磷酰胺	不推荐	不推荐（除极特殊情况）	不推荐
麦考酚酯	怀孕前 6 周停用	禁用	不推荐
甲氨蝶呤	怀孕前 3 个月停用	禁用	不推荐
利妥昔单抗	不推荐	不推荐	不推荐

96. 免疫抑制剂用于视神经脊髓炎对胎儿及母体有影响吗

　　长期使用免疫抑制剂对妊娠前、妊娠期、哺乳期女性患者及胎儿和新生儿的相关风险应当受到医生和患者的特别关注，免疫抑制剂的常见风险除包括免疫力下降、机会感染的增加、药物过敏、骨髓抑制、肝肾功能损害、肿瘤风险增加以外，药物选择不当，也可能会增加胎儿流产、早产、胎儿宫内发育迟缓、神经管缺陷、脑积水等新生儿畸形风险。但 NMOSD 又是严重致残性疾病，不加以治疗的疾病和（或）复发不仅可能导致患者的神经功能残疾，影响对宝宝的照顾，严重者可能还会失去自理能力。有学者研究发现，AQP4 抗体（一种 NMOSD 特异性抗体）可在胎盘中表达，可激活炎性细胞浸润胎盘，引起胎盘炎及胎盘坏死（但并非绝对）。因此，对于生育期女性，选择专业医疗机构诊治、定期随访、选择合理的药物和剂量以及治疗时期，适时地把握怀孕时机并定期进行产科检查是降低母婴风险的关键,但目前尚缺乏怀孕时机的指南推荐,通常建议疾病趋于稳定后1年。

特别提醒

已有多位学者发现新生儿体内存在 AQP4 抗体,但一般随着时间的推移,抗体的滴度会逐渐下降,故无须为预防 NMOSD 发作,对 AQP4 抗体阳性母亲的新生儿进行特殊处理,但随访观察仍需贯穿整个新生儿期。

（高枚春　张　瑛　管阳太）

97. 不停眨眼控制不了和歪着脖子直不了,为什么是同一种病

肌张力障碍是一种以持续性或间歇性肌肉收缩引起的重复运动或(和)姿势异常为特征的运动障碍病。

肌张力障碍的临床表现多种多样。同一个患者在病程的不同阶段也可能表现不同,即使同一天中患者的症状也可能有波动。轻度的可能仅表现为略有夸张的动作;稍重者则有重复、扭曲的不自主动作,有姿势异常或震颤、抖动;最严重时可呈现固定的姿势异常和随意运动不能,造成明显残疾。异常姿势或动作可间歇性反复出现,常见形式有头颈部肌肉强直收缩,表情怪异,躯干、上肢远端扭转、异动,足趾过伸或过曲等。不自主运动可波及全身骨骼肌,但某些部位的肌肉更易受累,如头颈部的眼口轮匝肌、胸锁乳突肌,躯干肌肉,肢体的旋前肌、指(腕)屈肌、趾伸肌、跖屈肌等。发作间歇时间不定,但异常运动的方向及模式几乎不变,受累的肌群较为恒定。不自主运动常在随意运动时加重,并且可能只伴随特定动作出现,如书写痉挛、演奏乐器时痉挛等。某些患者的症状呈进行性发展,早期可表现为特定动作诱发或局部肌张力障碍,继而非特异性活动也可诱发症状或累及范围扩大,晚期患者症状趋于恒定,最终可致受累部分呈现固定性姿势畸形。

最常见的怪样子有眼睛不停地眨、脖子歪向一边、写字时手臂乱扭等,分别对应的是眼睑痉挛、痉挛性斜颈、书写痉挛。

（靳令经　陈玉辉）

98.　面部表情为什么越来越僵硬，还"口水嗒嗒滴"

"口水嗒嗒滴"是流涎症。流涎能导致多种后遗症如口周皮炎、口腔卫生不良、口臭、进食困难、言语困难以及吸入性肺炎等。更重要的是影响仪表，为生活和社交活动带来不便。

要治疗流涎症，首先要想办法明确得了什么病导致流涎症，积极治疗原发病。比如帕金森病及脑卒中患者在咽部运动功能改善后流涎症状也会有所改善。有些患者的流涎可能与使用恶化流涎症状的药物，如胆碱酯酶抑制剂、氯氮平、喹硫平等有关，治疗的首要办法是撤除这些可疑药物。咀嚼口香糖和硬糖可能对轻度流涎有效。也可以尝试将冰块放置于体表，位置接近腮腺和下颌下腺的双侧面颊部和下颌部，持续冷敷 10～15 分钟，每天 2～3 次，抑制唾液分泌。还可以尝试口服苯海索以及经皮给东莨菪碱等。必要时手术治疗。外科手术包括神经切除术（切除鼓索神经）、唾液腺切除术、唾液腺导管结扎术及重置术等。但手术毕竟具有侵入性，还有口腔干燥症、龋齿等潜在并发症。目前对唾液腺进行局部注射肉毒毒素是治疗流涎的常用方法，不良反应可能有轻度口腔干燥症及短暂吞咽困难。

如果患者的面部表情越来越僵硬，则可能是得了帕金森病合并流涎症。建议使用抗帕金森病药物、双侧腮腺和下颌下腺注射肉毒毒素治疗。

（靳令经　陈玉辉）

99.　截肢的那条腿怎么还会剧烈疼痛

这种情况医学上叫幻肢痛。是指患者主观感到被截断的肢体仍存在并伴有不同程度的疼痛，伴有残肢部皮肤冷热改变和截肢端肌张力异常。其主要疼痛特点为跳痛、刺痛、钻孔样痛、挤压痛、灼痛、拧痛，部分患者伴头痛、背痛等，多为发作性疼痛，阵发性加重。可迁延数年乃至数十年。

幻肢痛治疗困难，现有手段包括药物治疗、非药物非侵入性治疗策略（如经颅磁刺激神经调节疗法、视觉反馈疗法、理疗等），以及侵入性治疗策略（如手术毁损疗法、残端修补、神经阻滞等）3 类。

镜像疗法是让患者坐在一面特殊的镜子前，截肢部位隐藏镜外，患者在镜子里只能看到自己健全手臂或腿的影像，使患者产生截除的肢体仍然存在的视觉错觉，患者移动健全肢体时主观感觉自己又能移动和控制"幻肢"。这种方法可以激活引发幻肢痛的脑部调节中心，从而减缓疼痛感觉。操作方法是在箱子里放一面镜子，患者将其健肢和患肢插入箱子，要求患者看见健肢在镜子中的图像，在患肢部位看见健肢的影子，同时双手进行对称性动作，向大脑提供缺失肢体运动的信息，可重建幻肢的控制，减轻部分患者的疼痛。

肉毒毒素注射疗法是在肌电图的引导下将肉毒毒素注射到手术邻近区域肌电活动明显的残端肌肉内，结合瘢痕区域皮肤内局部多点注射。重复治疗疗效稳定，无不良反应，可能成为难治性幻肢痛的新治疗手段。

（靳令经　陈玉辉）

100. 疱疹早就好了，为什么还是疼痛难忍

带状疱疹是一种形状像带子一样的疼痛性皮疹。大多数急性带状疱疹是自限性的。皮肤好了，疼痛也随之消失。大约 1/10 的带状疱疹患者即使在皮疹消退后仍持续感到疼痛或不适，即带状疱疹后神经痛。

得过疱疹，皮肤早就好了，还是疼痛难忍，这可能与带状疱疹造成的持续神经损害有关。这种疼痛可持续数月，甚至数年。症状可严重到足以干扰睡眠、食欲或性功能。令人难以入睡、体重减轻和发生抑郁。

疱疹后疼痛可为锐痛、刺痛或烧灼样疼痛，呈持续性或间歇性。这种疼痛属于神经病理性疼痛，很难忍受，必须采取治疗手段。治疗办法包括药物治疗和非药物治疗。药物治疗包括一般性的止痛药、抗抑郁药、抗癫痫药等。可以使用治疗抑郁的药物来治疗神经病理性疼痛，因为这些药物能作用于处理疼痛的脑区域。医生还会使用预防癫痫发作的药物来治疗神经病理性疼痛，因为这些药物对过度神经电活动有抑制作用。

用来治疗神经病理性疼痛的其他药物包括用于皮肤的止痛乳膏、贴剂或喷雾剂，用于脊柱或疼痛区域内的止痛药物注射剂。阿片类药物有时也会用于治疗神经病理性疼痛。其他类型的治疗也对神经病理性疼痛有帮助，包括物理治疗、咨询、放松疗法、按摩疗法、针刺治疗。

（靳令经　陈玉辉）

101. 为什么手指一到冬天就变色，还又麻又疼

每到冬天，有一部分人的手指就会像变色龙一样，一会儿变白，一会儿变紫，一会儿又变成红色，还伴有难以忍受的疼痛、麻木感，严重的时候甚至夜不能寐，手指还出现不同程度的破溃，给生活带来了很多不便。这种双手遇冷产生一系列颜色变化的现象在医学上叫作雷诺现象。

雷诺现象在临床上并不少见，它可以是雷诺病的主要表现，也可以是其他疾病(比如风湿免疫病)的临床表现之一(雷诺综合征)。该病症多在寒冷或情绪激动后发病，主要表现为手指颜色突然变得苍白，继而发紫。发作常从指尖开始，以后扩展至整个手指，甚至掌部，同时伴有局部发凉、麻木、针刺感和感觉减退。持续数分钟后逐渐转为潮红，皮肤转暖并感烧灼样胀痛，最后皮肤颜色恢复正常。热饮或喝酒，暖和肢体后，常可缓解发作。每次发作持续的时间为 15～30 分钟。严重的患者手指或脚趾前端会出现营养性改变，如指(趾)甲畸形脆裂、皮肤光薄、皱纹消失，长期反复出现会导致指(趾)尖溃疡或坏疽。

发现这种双手变色的症状，要及早去医院进行正规治疗。常见的治疗方法包括药物治疗、手术治疗、中医中药治疗、生物反馈治疗和局部注射肉毒毒素治疗等。

（靳令经）

102. 突然写字困难甚至影响了高考，是什么怪病

某患者 18 岁，突然出现写字困难，而做其他事情又没有问题，这种情况首先要考虑书写痉挛。但还需要排除如多巴反应性肌张力障碍等相对少见疾病。

书写痉挛症，是以书写功能障碍为主的一种局限型肌张力障碍，不伴有其他肢体及躯干的功能障碍。患者常在书写或做其他相似动作时出现 5～8 赫兹的手部震颤，有时伴有疼痛，还有个别患者表现为手部向某一方向扭曲、偏转或痉挛，不能继续原来的动作，给工作带来很多不便。书写痉挛症的病因和发病机制目前尚未完全明了，其原因可能是中枢神经的抑制不足，使得这类患者正常书写运动时产生了与之不相匹配的拮抗肌群运动。

一旦书写痉挛症的诊断明确，通过医生的指导和患者的配合，中医针灸、营养疗法、心理治疗及外科手术等多种治疗手段均可取得一定的疗效。肉毒毒素

作为治疗肌张力障碍的"法宝"，非常有助于控制书写痉挛症的强直或震颤等动作异常。医生通过分析，找出异常兴奋的肌肉，局部多点注射肉毒毒素，抑制神经肌肉接头处的递质释放，可以降低局部拮抗肌肉的不恰当动作，缓解症状。治疗相对简便，副作用小。通常，一次注射疗效可维持 3～6 个月，定期、定量注射肉毒毒素，就能以最低剂量取得最满意的疗效，从此远离"手不从心"的尴尬境地。

（靳令经）

103.　颈部不自主歪向一侧是不是颈椎病

颈部不舒服，脖子不由自主地歪向一侧，这可不是颈椎病，而可能是痉挛性斜颈。

痉挛性斜颈是一种常见的局灶性肌张力障碍疾病，是由于颈部肌肉不受控制的痉挛性或强直性收缩而引起头部及颈部的姿势异常和不自主扭曲、转动。对患者的工作、生活、社交产生严重影响，带来极大的身心痛苦。患者可能有家族史，少数继发于脑炎、多发性硬化、一氧化碳中毒后，但大多无明显病因。

该病起病缓慢，早期可表现为周期性头向一侧扭转、歪倒或者向前倾、向后仰，后期头常固定于某一异常姿势，受累肌肉常有疼痛、僵硬感，局部可见肌肉肥大，可因情绪激动、精神紧张、工作疲劳等加重，头部得到支持可减轻，睡眠时消失，故不少患者容易被误诊为精神性疾病。

痉挛型斜颈的药物治疗主要为抗胆碱能制剂、GABA 受体药物、多巴胺能药物等，但总体疗效欠佳。较严重者可采取脑深部电极植入术治疗，部分患者能完全控制痉挛，但手术费用昂贵。肉毒毒素注射能够麻痹痉挛的肌肉，从而有效地控制症状，操作相对简单，患者所受的痛苦少，目前已经逐步成为首选的治疗方案之一。多数患者通过长期的正规治疗，可以控制住颈部的不自主动作，缓解痉挛相关的疼痛，从而改善生活质量，回归正常的工作和生活。

（靳令经）

104.　如何早期识别脑卒中患者继发性痉挛

一部分脑卒中患者在恢复过程中，瘫痪一侧的肢体逐渐变得越来越僵硬，严重的时候用手去扳动关节都很困难，这就是所谓的"卒中后痉挛"。

目前，临床医生主要通过对卒中后痉挛发生的高危因素进行判别，对高危人群进行密切随访和专业化的评估，从而达到早期识别痉挛的目的。

反复发生脑卒中的患者继发性肢体痉挛发生率高；肢体的瘫痪程度越重、运动功能障碍及日常生活活动能力越差，该患者发生痉挛的风险就越高。如果在脑卒中后早期肌张力就开始升高，那么该患者也应警惕痉挛的发生。疾病早期肌张力升高累及的关节数越多，该患者发生严重痉挛的概率越高。患者磁共振检查显示的脑卒中病灶的大小、部位和数目也是预测痉挛发生的因素之一。既往的研究提示当脑皮质或内囊发生部分病变时，患者发生痉挛的概率较低、程度较轻，而当内囊大部分或完全病变时，容易发生严重痉挛，且痉挛累及关节较多、程度较重。

当患者有以上高危因素时，要引起足够的重视；没有以上高危因素也不可大意，如果发现自己瘫痪那一侧的肢体越来越硬，也要及时寻找康复科或者神经科医生就诊。早期发现卒中后痉挛，早期启动规范的治疗能更好地预防和减轻痉挛所造成的功能障碍，改善患者的生活质量。

（靳令经　滕　飞）

105.　大脚趾一直上翘，妨碍走路怎么办

大脚趾一直上翘，妨碍走路，可能是足部肌张力障碍现象，医学上称为纹状体足。其典型表现为拇趾背曲，其他趾屈曲，马蹄内翻足，疼痛。由于疼痛，影响站立、行走，如果延误治疗，可出现皮肤溃疡，甚至骨侵蚀改变。这么痛苦的情况怎么办？

首先，挑选一双鞋子，足够宽松、舒适，鞋面够高。千万不要穿太硬、太窄、足面过低的鞋子，那样很快就会造成大脚趾皮肤破损，时间长了，可能会影响骨头！其次，可以尝试一些药物，左旋多巴和抗胆碱能制剂能够改善部分患者的肌张力障碍，部分纹状体足在应用左旋多巴后症状得到缓解。抗胆碱能制剂、巴氯芬及苯二氮䓬类治疗足部肌张力障碍也有成功经验。另外，选择牵拉足趾上翘的肌肉注射肉毒毒素，可以有效控制上翘的足趾，缓解肌张力障碍。再次，如果治疗无效，可以手术干预。原发性足肌张力障碍患者如出现肌腱短缩可行肌腱延长手术改善症状。神经外科的立体定向苍白球切开术、丘脑切开术及脑深部电刺激也有助于改善帕金森病伴发的肌张力障碍。

有少部分帕金森病患者可能出现走路时大脚趾一直上翘，这时可以寻求专业医生的帮助。

（靳令经）

106. 什么是"渐冻人"病

"渐冻人"病，又叫肌萎缩侧索硬化（ALS）或运动神经元病（MND）。它是上运动神经元和下运动神经元损伤导致的包括延髓支配肌、四肢、躯干、胸腹部肌肉逐渐无力和萎缩。由于感觉神经并未受到侵犯，它并不影响患者的智力、记忆或感觉。病情的发展一般是迅速而无情的，从出现症状开始，平均寿命为2～5年。由于本病好发于中年人群，即社会及家庭的主力人群，故造成的危害很大。"渐冻人"病确切病因迄今不明，发病机制涉及遗传、兴奋毒性、氧化损伤、神经细丝异常聚集、细胞内钙离子异常堆积、神经营养因子缺乏、线粒体功能缺陷以及细胞凋亡等多种学说。其中遗传在家族性运动神经元病中具有明确的作用，在部分家族性运动神经元病患者中发现了铜（锌）超氧化物歧化酶基因的突变，在该病的病因研究中具有划时代意。本病起病隐匿，早期易被误诊而错过最佳治疗时机，甚至接受了不恰当或错误的处理，因此，临床早期诊断与鉴别诊断的准确性至关重要。可靠的肌电图检查和动态随访为诊断本病的关键。本病至今尚无有效的治疗方法，目前美国、欧盟对此病唯一批准的治疗用药利鲁唑价格昂贵，仅能使患者的生存期延长半年左右，因此，寻找有效的治疗手段是临床亟待解决的一个世界性重大难题。

（全　超）

107. "渐冻人"有哪些症状

不幸罹患肌萎缩侧索硬化症的人，身体各部位活动越来越困难，就像被逐渐冻住一样，故俗称"渐冻人"。

因为病变的部位和程度不同，"渐冻人"的症状表现因人而异。颈髓前角运动神经元受累，症状为单侧或双侧前臂及手部的肌肉萎缩，上肢远端一些精细的小动作不灵活，如用钥匙开门、给自行车胎打气时拔气门芯、插花等动作笨拙。胸髓运动神经元受损，症状为走路发僵、拖步、易跌倒等。而延髓运动神经元受累出现的症状为吞咽困难、饮水呛咳、吐词不清、声音变低或嘶哑，讲话时如同嘴里含着橄榄，也可以出现舌头无力、舌肌萎缩、舌肌纤颤。

随着病情的进展，一般逐渐出现身体多部位肌肉萎缩，上肢远端尤其明显。肉跳感可见于几乎所有患者，临床表现为不固定部位和时间的肌肉快速抽动，有时肉眼能观察到。拍打肢体、用力收缩或在寒冷条件下，肉跳明显增多。肌肉痛性痉挛也是"渐冻人"常见症状之一，最常见部位为小腿和大腿。进入病程后期，患者全身各运动系统均受累，累及呼吸肌，出现呼吸困难、呼吸衰竭等，多数患者最终死于呼吸衰竭。

　　了解"渐冻人"有哪些症状，有助于患者早日寻求专业的诊断和治疗。但是，有这些症状不一定就是"渐冻人"，提醒大家不要简单地对号入座，自己吓自己。

（孙　慧　陈玉辉）

108. 家有"渐冻人"，怎样保证患者的营养，做好家庭护理

　　"渐冻人"患者经常出现营养不良。进行营养支持的主要目的是改善患者营养状况，维持体重，以尽可能延长存活时间及提高生活质量。

　　当患者出现咀嚼和吞咽问题时，应改变食谱，给患者少食多餐、进食软食或糊状食物。对由上肢无力或躯体姿势问题导致进食困难的患者，应使患者保持舒适的姿势，使用特别餐具如吸管（无吞咽障碍患者）、质量轻且手柄长的餐具或可移动的臂架等。营养也需要均衡，提倡高蛋白质、高维生素饮食，可以借助机器将食物打碎成均一糊状。

　　如果患者出现症状性吞咽困难、体重加速下降、脱水时，应该开始肠内营养。肠内营养途径有鼻饲胃管或经皮胃造瘘。家属每次打胃管之前要先回抽一下，以确定胃管是否在胃内，还要注意保持胃管的清洁，每次注入食物前后需用 30 毫升以上的温开水冲洗胃管，防止胃管阻塞及营养物存积腐败。

　　除了做好营养支持，其他家庭护理也很重要。要定期给患者洗澡、擦身，大小便后清洗干净。每隔 2 小时帮助患者翻身一次，防止压疮。万一出现压疮，要及时擦药，并保持压疮干燥，促进皮损恢复。患者家属应该在自己保持乐观情绪的同时多和患者进行语言沟通，帮助患者消除焦虑情绪。

　　目前，医学界公认延缓"渐冻人"病情发展的有效方法是"好的心态＋呼吸机＋肠内营养＋良好的护理"。保证患者的营养，做好家庭护理可以让"渐冻人"相对有尊严、有质量地走完人生最后一段旅程。这应该是患者和家属的共同愿望。

（陈玉辉　孙　慧）

109. 不同年龄阶段睡眠时间需求是不是一致

我们的睡眠与年龄有密切的关系，不同年龄的人对于睡眠的需要量存在很大差异，而且在同一年龄段的不同个体之间也不相同。一般的规律是随着年龄的增长，个体对睡眠的需要量会逐渐减少。

从睡眠的生理机制来说，调节我们睡眠的主要因素为睡眠-觉醒周期的昼夜节律。无论年龄大小，我们睡眠与觉醒都呈现出规则的交替变化。从婴儿期到成年期，每个昼夜中睡眠与觉醒周期循环的次数都会随着年龄的增长而减少，即由多相性睡眠变为单相性睡眠。与成年人相比，老年人的睡眠模式会发生明显的变化，一般表现为夜间睡眠浅而易醒，睡眠中会出现多次短暂的唤醒及早醒，在非快速眼动睡眠的第 3、第 4 期有睡眠缺乏或缩短的程度，睡眠的效率也会下降。

美国睡眠基金学会分析了 312 个睡眠的研究，在此基础上对不同年龄段的人需要的睡眠时间做出了推荐。①老年(≥65 岁)：7～8 小时为宜。②成年(26～64 岁)：7～9 小时为宜。③初入成年(18～25 岁)：7～9 小时为宜。④青少年(14～17 岁)：8～10 小时为宜。⑤学龄儿童(6～13 岁)：9～11 小时为宜。⑥学龄前儿童(3～5 岁)：10～13 小时为宜。⑦幼儿(1～2 岁)：11～14 小时为宜。⑧婴儿(4～11 个月)：12～15 小时为宜。⑨新生儿(0～3 个月)：14～17 小时为宜。

（尹　又）

110. 总做梦是正常的吗

弗洛伊德说过："正是由于梦，我们才睡得那么酣。"通常认为梦的存在是维持脑功能正常运作的重要机制，体现在 3 个方面。

(1) 梦的存在价值：梦与 REM 睡眠(快速眼动睡眠)有关。一般人在进入 REM 睡眠期间就会做梦，如果这时的梦被剥夺(一般采取在 REM 睡眠中被叫醒的方式)，那么此人会出现不同程度的烦躁等不良情绪。而对小鼠的 REM 期进行剥夺后可导致其死亡。虽然人的梦长时间被剥夺不会死亡，但会出现清醒时自行"脑补"做梦的情况，这在心理学中叫作 REM 反弹，是一种梦的补偿。

(2) 梦的保护价值：人在做梦的时候一般会有身体无法动弹的现象，其实是在做梦的时候，身体的自主运动系统会受到抑制，防止我们做出一些危险的举动，使身体得到充分的休息。此外，梦还会保护我们的睡眠，控制感觉信息的输入，可以部分屏蔽掉外界的信息。

（3）梦的揭示价值：弗洛伊德认为人的梦是人潜意识下的产物，通过对梦进行解析可以洞悉人的真实想法，梦是对愿望的满足，对欲望的释放。人们所说的"这个梦说明了什么"，本来就是对人的本身进行的一种解读。

（尹　又）

111. 睡梦中乱踢乱打是"疯"了吗

门诊经常遇到老两口一起来就诊，老太太鼻青脸肿地抱怨老伴"神经病"，晚上睡着了还打人，叫醒了还死不承认，其实这是一种并不少见的睡眠障碍，叫作快速眼动期行为障碍（RBD），由于科普不够，常常不被社会重视，甚至被医生误诊。其实 RBD 是一种常见的睡眠中行为异常障碍。睡眠中异常包括一组在睡眠中发生的行为、情绪、认知、梦和自主神经系统的非期望性事件，这些事件可出现在入睡过程中、睡眠中或觉醒过程中。

（1）临床表现：RBD 常见的主诉是与睡眠相关的受伤，受伤的发生通常和令人明显警觉、不快、充满动作反应和暴力性的梦境有关，如与不熟悉的人或动物对抗、被攻击和追赶等。所发生的行为往往与生动的梦境相关。RBD 患者与睡眠梦境相关的行为表现丰富多样，包括讲话、大笑、喊叫、哭泣、咒骂、做手势、伸手、抓握、上肢连续打动、拍击、拳击、踢腿、坐起、跃下床、爬行和奔跑等。RBD 发作时患者眼睛通常保持闭合状态，患者做出的是梦境中的动作而非对现实环境的动作反应，这是导致 RBD 中受伤发生概率高的主要原因。

（2）诊断：多导睡眠监测（PSG）检查、结合时间同步视频记录是 RBD 诊断的重要依据。

（3）治疗：在药物治疗方面，目前对缓解 RBD 症状疗效最佳的是小剂量氯硝西泮，剂量一般为 0.5～2 毫克，睡前 1 小时左右服用（或者多巴胺受体激动剂普拉克索）。大多数接受治疗的患者对氯硝西泮的耐受性较好，常见不良反应是过度镇静，但氯硝西泮也可能加重潜在的呼吸睡眠暂停（OSA）或发作性睡病的病情。

（尹　又）

112. 听说安眠药会成瘾，有什么办法不用安眠药治疗失眠

目前临床常用的安眠药在专科医生的指导下短期内使用一般不会出现成瘾等不良反应，但改善睡眠除了适当药物外，最重要的是睡眠卫生的调整。

（1）保持规律的作息：设定闹钟，周末节假日与工作日保持一致，保持体内生物节律的稳定，养成良好的睡眠惯性。

（2）增加运动、光照：光照和运动都是睡眠至关重要的调控因子，适当锻炼、贴近自然、沐浴阳光可帮助我们夜间安心睡眠。

（3）食物：咖啡、酒等均会破坏睡眠结构，抑制睡眠；高蛋白质有助于清醒，碳水化合物有助于睡眠。故早饭应多进食高蛋白质，晚餐则以碳水化合物为主。

（4）布钦疗法：当感到非常困乏的时候再上床；床只能用来睡觉，不能看书、看电视或者吃东西；减少午休时间。

（5）控制体温：睡眠时身体处于低耗能状态，在体温下降的过程中会提醒身体转入低耗能状态。建议睡前 1 小时洗热水澡，使身体升温，在降温的过程中产生睡意。

（6）其他：轻音乐、瑜伽、薰衣草精油等都可在一定程度上缓解失眠。

（尹　又）

113. 为何睡眠不好就感觉记忆力下降明显

长期熬夜、慢性失眠可能导致老年性痴呆。神经影像学证实每天少于 7 个小时的睡眠，与早老性痴呆相关的异常蛋白质沉积就会增多；如果睡眠少于 6 个小时，异常蛋白质的沉积会显著增多。

研究人员通过分析收集到的数据，发现睡眠质量差、记忆力差与淀粉样蛋白沉淀之间存在关联。内侧额叶皮质的淀粉样蛋白沉淀最多的研究对象，其睡眠质量最差，记忆测试的表现也相应最差。即大脑某个部位的淀粉样蛋白越多，深度睡眠就越少，记忆力就相应越差。同时，深度睡眠越少，人体清除淀粉样蛋白的效果就越差，这就形成了一个恶性循环。有研究证实，睡眠有助于在夜间清除痴呆相关蛋白，阻止这种有害蛋白质沉淀和损害脑细胞。

（尹　又）

CHAPTER THREE

微辞典

病｜名｜

以下为神经内科常见疾病名称和简介，供读者快速阅读和查找。

1. 脑卒中

俗称中风。是一种急性脑血管疾病，是由各种脑血管病变引起的突发血管阻塞或破裂，导致血液不能流入大脑而引起脑组织损伤的一组疾病，包括缺血性脑卒中（俗称脑梗死）和出血性脑卒中（俗称脑溢血）。表现为突发、局部脑功能缺失（语言不清、肢体无力等）。

（耿介立）

2. 腔隙性脑梗死

是指大脑半球或脑干深部的小穿通动脉在长期高血压等危险因素基础上，血管壁发生病变，最终管腔闭塞，导致的供血动脉脑组织发生缺血性坏死（其梗死灶直径＜2.0厘米）。

（毛晓薇　韩　燕）

3. 脑栓塞

是指血液中的各种栓子（如心脏内的附壁血栓、动脉粥样硬化斑块、脂肪、肿瘤细胞、纤维软骨或空气等）随血流进入脑动脉而阻塞血管，当侧支循环不能代偿时，引起该动脉供血区脑组织缺血性坏死，出现局灶性神经功能缺损。脑栓塞常发生于颈内动脉系统，椎-基底动脉系统相对少见。

（毛晓薇　韩　燕）

4. 蛛网膜下腔出血

是出血性脑卒中的一种类型，指脑血管破裂之后，血液进入蛛网膜下腔引起相应的临床症状。颅内动脉瘤和脑血管畸形是该病的主要病因。常表现为突发的剧烈头痛，可伴有意识障碍或精神症状。

（耿介立）

5. 短暂性脑缺血发作

脑动脉一过性或短暂性供血障碍，导致相应供血区域的局灶性神经功能缺损。表现为突然发生的，短暂性、可逆性的神经功能障碍。发作持续数分钟，通常在 30 分钟内完全恢复。

（耿介立）

6. 出血性梗死

是由于脑梗死灶内的动脉自身滋养血管同时缺血，导致动脉血管壁损伤、坏死，在此基础上如果血管腔内血栓溶解或其侧支循环开放等原因使已损伤血管血流得到恢复，则血流会从破损的血管壁漏出，引发出血性脑梗死，常见于大面积脑梗死后。

（毛晓薇　韩　燕）

7. 脑微出血

是指以微量出血或者含铁血黄素沉积为主要特征的一种脑实质损害，由血液通过损害严重的微小血管壁漏出或渗出形成。磁共振磁敏感加权序列或梯度回波序列上表现为均匀一致、直径 2～5 毫米的圆形或卵圆形低信号区。它并不代表急性或慢性脑出血，只代表血液成分退化产物如含铁血黄素的沉积，被认为是一种具有出血倾向的状态。

（方　珉）

8. 动脉夹层

指由各种原因造成的动脉壁内膜破裂，血流进入动脉壁内，导致血管壁分层，剥离的内膜片分隔形成"双腔动脉"。最常见的为主动脉夹层，主要表现为背部突发撕裂样疼痛。主动脉夹层的患者病情十分凶险，如果未能及时诊断治疗，病死率极高。因此应早发现、早治疗。

（王乔树）

9. 动脉瘤

首先动脉瘤不是肿瘤，而是动脉壁局限性或弥漫性扩张或膨出。分为真性、假性和夹层动脉瘤，多为动脉硬化或创伤所致，可发生在全身多处动脉部位，其中以股动脉和腘动脉为好发部位。动脉硬化、高血压、创伤、感染、先天性动脉结构异常等均有可能导致动脉瘤。

（王乔树）

10. 动脉粥样硬化

动脉粥样硬化就是动脉壁上沉积了一层像黄色的小米粥样的脂类，使动脉弹性降低、管腔变窄的病变，是以进行性脂质沉积、纤维组织增生和炎性细胞浸润为特征的累及全身大中型弹性和肌性动脉的慢性疾病变化。

（毛晓薇　韩　燕）

11. 卒中后抑郁

脑卒中常见的并发症之一，是抑郁的一种特殊类型，与脑卒中事件相关，临床表现为抑郁心境的情感障碍性疾病，严重患者可能会产生轻生的念头，如不及时防范，可能会导致部分患者自杀的后果。

（毛晓薇　韩　燕）

12. 羊角风

民间对癫痫发作的直观症状命名，虽然症状描述正确，但以讹传讹，以致有人认为发病时在患者嘴里塞把草就可以治愈，这几乎是不可能的，大部分癫痫有发作性,发作间期并不是治愈。

（金海峰　郝　勇）

13. 假性癫痫发作

也称为癔症性发作或精神源性发作,指有类似痫样表现,而大脑中没有不正常的放电,是由不同原因引起的非痫性发作,通常有不同的精神或诱发因素,可因误诊癫痫而长期用抗痫药治疗。

（于青云　张宇浩）

14. 经期癫痫

许多生育期妇女的癫痫发作在月经来潮前或月经期加重,一些患者的发作只出现在月经前或月经期,称为经期性癫痫。月经加重发作在症状性癫痫中更为突出。

（于青云　张宇浩）

15. 自动症

是癫痫的一种特殊表现形式,指在癫痫发作过程中或发作后处于意识蒙眬状态时出现的不自主、无意识的简单或复杂动作,如咂嘴、咀嚼、点头、双手摸索、自言自语、不自主哭笑、游走、奔跑等,清醒后不能回忆。脑电图多为局灶性或多灶性痫样放电。

（于青云　张宇浩）

16. 偏头痛

是一种反复发作的搏动性跳痛,女性多见,发病年龄多为 10～30 岁,可有家族史,多以单侧疼痛为主,常伴有恶心、呕吐和畏光、畏声,每次头痛持续时间 4～72 小时,疼痛程度中至重度,常规体力活动会加重头痛。约 10％ 的患者头痛之前出现可逆的先兆症状,如视觉、躯体感觉、运动、视网膜症状。先兆症状持续 5～60 分钟后出现头痛。

（苏敬敬）

17. 丛集性头痛

又称组胺性头痛，男性多于女性，吸烟者居多，大多无家族史，通常在春秋季发作，常有规律地在每天同一时间发作，每次头痛数十分钟至 2 小时，头痛多在下午或夜间入睡后发作而无先兆，疼痛多位于一侧眼眶或球后、额颞部，为尖锐剧痛，可伴有同侧结膜充血、流泪、流涕、鼻塞。

（苏敬敬）

18. 紧张型头痛

又称肌收缩性头痛，是慢性头痛中最常见的一种，头痛部位大多位于双侧颞部、额顶、枕部或全头部，可扩散至颈、肩、背部。头痛性质呈压迫感、束带感、麻木、胀痛和钝痛。呈发作性或持续性，每次头痛持续时间 30 分钟至 7 天，头痛程度为轻至中度，常规体力活动不会加重头痛，而在紧张、焦虑、失眠和烦躁等情况下头痛可能会加重。

（苏敬敬）

19. 低颅压性头痛

是以直立性头痛为特征性临床表现的头痛类型，即坐起或站立时头痛，平卧后头痛好转，通常脑脊液压力小于 60 毫米水柱。任何原因导致脑脊液容量减少均可引起颅内压力降低，诱发低颅压性头痛。

（苏敬敬）

20. 药物依赖性头痛

是临床上仅次于偏头痛和紧张型头痛的第三大常见类型头痛。患者常有持续性头痛史，并长期使用头痛急性对症药物，头痛几乎每天发生，且几乎持续整天时间，呈轻至中度钝痛，双侧或弥漫性疼痛，患者每天多次服药或至少服药一次，服药后可减轻头痛，但很少完全缓解，停用镇痛药后头痛加重。

（苏敬敬）

21.　三叉神经痛

三叉神经分布区内反复发作的阵发性、短暂性、剧烈疼痛而不伴有三叉神经功能破坏的症状，常于 40 岁后起病，女性多见。每次发作时间持续数秒钟或 1～2 分钟，患者面部某个区域可能特别敏感，易触发疼痛，如上下唇、鼻翼外侧、舌侧缘等，称"触发点"。

（苏敬敬）

22.　前庭神经元炎

是一种感染后出现的突然发作的严重头晕、视物旋转、步态不稳，头部活动时加重，不伴有耳鸣、耳聋，前庭功能检查提示单侧或双侧反应减弱，预后多良好，病程数天至 6 周，逐渐恢复。

（苏敬敬）

23.　眩晕症

发作时一种自身或外物的运动幻觉，呈旋转感、摇摆感、漂浮感，可伴恶心、呕吐、冒冷汗等症状。根据病变部位，一般分为中枢性眩晕和周围性眩晕。中枢性眩晕就是脑部疾病引起的眩晕，如小脑梗死、脑肿瘤，后循环部位的梗死及脱髓鞘等病变最易引起中枢性眩晕，发作持续时间长，视物旋转少，与头部姿势变化关系不大。周围性眩晕多由内耳前庭功能障碍引起，有明显的自身或他物旋转感或倾倒感，阵发性，伴眼震、平衡失调和恶心、呕吐症状。

（程晓娟）

24.　耳石症

即良性阵发性位置性眩晕，当头位变动，如低头、抬头、头转向固定一侧时，诱发强烈的眩晕，系内耳的耳石脱落，刺激半规管毛细胞所致。

（程晓娟）

25. 颈性眩晕

传统概念中，颈椎间盘突出等颈部病因导致进入颅内的血管受压，从而引起的眩晕被称为颈性眩晕。常合并有颈椎疼痛、手麻等颈椎症状。事实上这样的概念是有偏差的，目前并没有发现其确切的病理生理证据。

（程晓娟）

26. 阿尔茨海默病

是一种与年龄相关的慢性进行性中枢神经系统变性疾病，是老年期痴呆最常见的类型，主要临床表现为渐进性的认知功能障碍和人格精神异常。

（王晓蓉）

27. 路易体痴呆

是常见的神经变性病之一，以波动性认知功能障碍、视幻觉和类似帕金森病的运动症状为临床特点，患者的认知障碍常常在运动症状之前出现，主要病理特征是显微镜下可以看到弥漫分布于大脑皮质及脑干的圆形粉红色均质状结构——路易小体。

（王晓蓉）

28. 老年良性健忘症

是一种与年龄相关的记忆障碍，是生理性非进行性的大脑衰老过程，总体认知功能没有损害，并无痴呆的证据。其特点是对事件的某些细节准确回忆存在困难，一般经提示就能回忆起来。

（王晓蓉）

29. 海马萎缩

海马是大脑的一个重要组成部分，位于大脑的两侧颞叶内侧，因为形状像海马，故名。海马在记忆功能中起重要作用。海马萎缩程度被看成是与记忆损伤相关的重要指标，也是预测轻度认知功能障碍是否转化为老年性痴呆的有效指标，海马萎缩越明显的轻度认知功能障碍患者，转化为老年性痴呆的风险越高。

（苏敬敬）

30. 帕金森痴呆

帕金森患者中痴呆发生率约 30％，早期出现做事情能力下降，晚期出现注意力、视空间能力下降，对左旋多巴疗效（美多芭、息宁）相对不敏感。这种情况临床上比较棘手，一般采取综合治疗的措施。

（尹　又）

31. 抑郁性假性痴呆

因长期情绪不好导致类似痴呆样临床表现，但没有痴呆的病理改变，随着情绪的改善，痴呆症状可得到一定缓解。

（尹　又）

32. 卒中后认知障碍

脑卒中以后出现的达到认知障碍诊断标准的一系列综合征，主要强调了脑卒中与认知障碍之间的因果关系，尤其是脑卒中事件后出现的认知障碍，有些是即刻发生的，而大部分是一个渐进过程。

（方　珉）

33. 卒中后失语

脑卒中这一临床事件以后出现的语言能力损害或丧失，主要表现为表达不流畅、词不达意，或者答非所问、理解困难，属于卒中后认知障碍的一种。经过科学的治疗和康复锻炼，部分患者能够部分或者完全恢复。

（方　珉）

34. 血管性认知障碍

由脑血管病危险因素（如高血压、糖尿病、血脂异常）、明显脑血管病（如脑梗死、脑出血）或者不明显的脑血管病（如脑白质疏松）引起的从轻度认知障碍到痴呆的一类综合征。

（方　珉）

35. 轻度认知功能障碍

轻度认知功能障碍是介于正常老化与痴呆之间的一种临界状态，患者出现与年龄和教育水平不相称的认知能力下降，可表现为记忆力下降，亦可出现其他认知功能的轻度损害，但日常生活能力基本不受影响，尚达不到痴呆诊断标准。

（王晓蓉）

36. 脑白质疏松

是一个影像学诊断术语，由多种不同原因引起脑室周围白质异常的一组影像学所描述的临床综合征。目前认为它的产生与高血压密切相关，主要影响大脑认知功能，因此是临床上预测认知减退和痴呆的重要影像学表现。

（方　珉）

37. 脑淀粉样变性

由脑内蛋白质异常沉积所造成，常见于患有痴呆的老年人，是老年人自发性脑叶出血的常见原因。

（尹　又）

38. 视神经脊髓炎谱系疾病

视神经脊髓炎谱系疾病前身为视神经脊髓炎或者 Devic 病。以血清水通道蛋白 4 为标志物，是一种侵及视神经、脊髓与大脑的常见神经免疫性疾病，最主要的临床特征包括视神经炎和长节段脊髓炎。此外由于脊髓病变常累及延髓，一些患者常以顽固性呃逆和呼吸衰竭就诊，临床常被误诊。该病主要累及中青年女性，女性患者占所有病例数的 90％，亚洲人群发病率高，易复发，致残率高。

（管阳太）

39. 正常颅压脑积水

是一种颅内压正常的特殊类型的交通性脑积水，因多种原因导致的颅底或脑表面蛛网膜下腔阻塞，引起脑脊液吸收受阻所致，典型有三联症状：以智能障碍为主的精神症状、步态异常以及尿便异常。头颅 CT 提示脑室扩大，以侧脑室前部显著。

（苏敬敬）

40. 脑小血管病

是病理改变主要累及颅内小血管的一组疾病，进行磁共振检查可以进一步分为脑白质病变、腔隙性梗死、微出血和血管周围间隙扩张。临床方面表现为认知功能障碍、反复脑卒中、步态异常、情感障碍等。脑小血管病是老龄人群认知障碍和痴呆发生的罪魁祸首，和大动脉粥样硬化性脑卒中相比，它们的发生机制并不相同。

（苏敬敬）

41. 短暂性全面性遗忘

短暂性全面性遗忘简称 TGA，是一种突然起病的一过性记忆丧失，同时可以出现分不清时间、地点等表现，但无意识丧失，患者的自知力存在，较复杂的皮质高级活动如书写、计算和对话等功能保留完整，无神经系统其他异常表现，症状持续数分钟或数小时后缓解，大多不超过 24 小时，遗留有完全或部分对发作期事件的遗忘，预后多较好。TGA 具体机制尚不完全明确，可能与颞叶及海马等部位缺血有关。

（苏敬敬）

42. 干燥综合征

是以泪腺和唾液腺功能下降为特征的慢性自身免疫性炎症性疾病。出现眼干、口干，还可累及多个脏器系统并伴有相应表现。

（靳令经）

43. 多系统萎缩

是一组神经变性综合征，以不同程度的自主神经功能障碍、小脑功能异常、帕金森综合征和皮质脊髓变性为特征的脑部病理改变。

（靳令经）

44. 慢性特发性无汗症

是一种遗传病。婴儿早期出现痛觉敏感性重度丧失、体温调节缺陷和无汗症、轻至中度智力障碍，此外常见小头畸形。

（靳令经）

45. 肌营养不良

是一组由基因缺陷所致的遗传性肌肉疾病。临床多表现为缓慢起病、进行性加重的四肢无力，多有肌酸激酶升高，可有家族史或散发。确诊需要行肌电图、肌肉活检和基因检测。

（全　超）

46. 肌炎

是发生于肌肉的非感染性炎性疾病，有皮肤累及时则称皮肌炎。多青壮年起病，亚急性过程，可伴有肌肉酸痛、四肢近端肌无力、抬头无力，通常肌酸激酶可显著升高，部分患者可伴随其他自身免疫性疾病。确诊依赖临床表现、治疗转归，有条件可行肌肉活检。治疗包括激素和免疫抑制剂。

（全　超）

47. 面瘫

即面神经麻痹，是以面部表情肌群运动障碍为主要特征的一种常见病，一般症状是口眼歪斜、闭目不能及舌前部味觉减退。它是一种常见病、多发病，不受年龄限制。多继发于病毒感染、受凉，劳累也可诱发。需要与脑卒中相鉴别。治疗主要利用小剂量激素和 B 族维生素。

（全　超）

48. 周围神经病

颅神经、脊神经、神经丛、神经索、神经干和末梢神经损害的总称，为一组以外周神经受累为核心表现的疾病，如三叉神经痛、面瘫、多发性神经病、坐骨神经痛等。原因多种多样，有感染性、免疫性、中毒性、酒精性、糖尿病性等，诊断需要医疗肌电图和相关实验室检查。

（全　超）

49. 鼾症

打鼾是睡眠呼吸不畅的信号，而非"睡得香"的表现。常因肥胖、舌根后缀等上呼吸道狭窄引发。

（尹　又）

50. 梦语症

指睡眠中无意识地讲话或发出声音，清醒后不能回忆，有一定家族发病倾向，约 50％ 儿童有梦语症，成年后可自行消失。

（尹　又）

51. 呼吸睡眠暂停

因上呼吸道塌陷、阻塞引起的打鼾、憋气、白天想睡觉、注意力无法集中等，可增加高血压、心肌梗死、脑梗死等发病风险，又称 OSAS。

（尹　又）

52. 肝豆状核变性

是细胞铜转运缺陷的常染色体隐性遗传病。累及肝脏、脑和角膜。常出现肝损伤、神经精神症状和角膜 K－F 环。

（靳令经　王　刚）

专｜科｜症｜状

以下为神经内科临床诊疗中常见症状的描述，读者可了解概况，更好地配合检查和治疗。

53. 面具脸

面部肌肉运动减少，很少眨眼睛，双眼转动减少，表情呆滞，像戴了面具一样，是帕金森病的典型症状。

（靳令经　王　刚）

54. 冻僵足

步行开始时或步行中途转移方向时伸不出脚，迈不出第一步。以帕金森病为代表的神经疾病经常可见此现象。

（靳令经　王　刚）

55. 开关现象

是帕金森病患者长期用多巴制剂后出现的药效波动现象。变化速度可以非常快，是不可预测的，就像是电源的开关一样。

（靳令经　王　刚）

56. 异动症

是长期服用左旋多巴后常见的一种运动并发症，主要表现为舞蹈样动作。其他抗帕金森病药物造成异动症的可能性低，但可能会加重异动症。

（靳令经　王　刚）

57. 不宁腿

指与使人不适的感觉异常相关的自发的持续性腿部运动症状。患者迫切想活动下肢,夜间及静息状态下加重,活动可缓解。

（靳令经　王　刚）

58. 舞蹈病

是一种运动增多性运动障碍,特征为不自主性短暂、随意、不规律的肌肉收缩,对症治疗可减少异常动作。舞蹈病常是一些神经精神疾病的症状表现。

（靳令经　王　刚）

59. 抽动症

是一种以多发性、不自主的抽动、语言或行为障碍为特征的综合征,常伴有感觉、认知、交流、行为等障碍。抽动症也常是一些神经精神疾病的症状表现。

（靳令经　王　刚）

60. 书写痉挛

由书写动作引发,表现为手指、手腕甚至肘和肩的一种不自主屈曲、伸展或扭转,是一种局灶性肌张力障碍。

（靳令经　王　刚）

61. 跌倒发作

又称无动作性发作,表现为突然发生的一过性肌张力丧失,不能维持正常姿势,无意识丧失,常可很快自行站起,系脑干下部网状结构缺血所致。累及的部位不同,临床症状亦不一样。如只有颈肌张力丧失,则表现为突然低头;小腿肌张力丧失,则表现为突然屈膝;站立时,若全身肌张力丧失,则表现为突然倒下,如断了线的木偶。

（毛晓薇　韩　燕）

62. 肌无力

泛指肌肉无力的症状。特指重症肌无力、肌无力综合征、先天性肌无力等,影响神经肌肉接头,以骨骼肌无力、易疲劳,运动后加剧、休息后减轻,症状具有波动性为特征。诊断依靠典型临床表现、肌电图重复电刺激、新斯的明试验等。

（全　超）

63. 癫痫发作先兆

是指在大发作前数秒钟内患者出现的幻觉、错觉、自动症或局部肌肉阵挛抽动等症状,而且在大发作后,患者常能回忆起昏迷前所出现的症状。因此识别出先兆对于进行正确的癫痫分类和治疗具有重要意义。

（金海峰　郝　勇）

64. 癫痫持续状态

癫痫持续状态是神经科临床最为常见的急危重症。传统定义为 30 分钟或短时间内频繁发作。2001 年,国际抗癫痫联盟提出了新定义:倾向于认为发作持续超过 5 分钟就是癫痫持续状态。

（金海峰　郝　勇）

65. 昏迷

是指意识完全丧失,任何感觉刺激均不能唤醒的状态。患者无自发睁眼,缺乏觉醒-睡眠周期。往往出现在脑皮质功能发生严重障碍的患者中。按其程度可以分为浅昏迷、中度昏迷、深昏迷。

（耿介立）

66. 失语

失语是脑血管病的一个常见症状，是指在神志清楚、意识正常、发音和构音没有障碍的情况下，大脑皮质语言功能区病变导致的言语交流能力障碍，表现为对语言的理解能力或表达能力残缺或丧失。语言能力具体包括自发谈话、听理解、复述、命名、阅读和书写 6 个基本方面。不同的大脑语言功能区受损可有不同的临床表现。

（金海峰）

67. 日落综合征

又称黄昏综合征，指老年痴呆患者在黄昏时分出现的情绪紊乱、焦虑、亢奋和方向感消失等，持续约几小时或整个晚上。

（尹　又）

68. 霍纳征

以患侧眼球内陷、瞳孔缩小、上睑下垂、血管扩张及面颈部无汗为特征的一组交感神经麻痹症候群。

（靳令经）

69. 近事遗忘

指记忆力的损害表现为对新近发生的事情不能回忆。患者往往不能记忆当天发生的日常琐事、说过的话、做过的事等，但对过去发生的事情，尤其是很久以前的事情却记得很清楚。是阿尔茨海默病的重要特征或首发症状。

（王晓蓉）

70. 睡眠惊跳

指刚入睡时突发全身或某部位的短促抽动，与咖啡或其他兴奋性物质过量有关，睡前少量饮酒或使用安眠药可减少其发作。

（尹　又）

专|科|检|查

以下为神经内科临床诊疗中常见检查的简述，读者可了解概况，更好地配合检查和治疗。

71. 肌力

指肌肉主动运动时的力量、幅度和速度。检查时令患者做肢体伸缩动作，检查者从相反方向给予阻力，测试患者对阻力的克服力量，并注意两侧比较。根据检查结果，一般将肌力分为 0～5 级，以此判断是完全瘫痪、不完全瘫痪（不同程度）还是肌力正常。

（毛晓薇　韩　燕）

72. 眼震

眼球向上、向下、向左、向右凝视时出现的水平的、垂直的、旋转的眼球摆动和震荡。可用于鉴别眩晕的病因。

（程晓娟）

73. 共济失调

医学上指肌力正常的情况下出现的运动协调障碍，临床表现为肢体随意运动的幅度及协调发生紊乱，不能维持躯体姿势和平衡等。

（金海峰）

74. 指鼻试验

伸直一只手臂，以食指尖触摸自己的鼻尖，先睁眼后闭眼重复相同动作。用来分辨头晕的病因。

（程晓娟）

75. 体位性低血压

当自主神经反射受损或血管内容量明显不足时，在直立状态下发生血压显著下降，可引起头晕、晕厥。

（靳令经　王　刚）

76. 睡眠结构

睡眠中快速眼动（REM）睡眠与非快速眼动（NREM）睡眠交替出现，首先进入 NREM 睡眠期（分 1、2、3、4 期），然后是 REM 睡眠。每晚 NREM－REM 周期循环 3～5 次。

（尹　又）

77. 坏胆固醇

低密度脂蛋白（LDL）是一种运载胆固醇进入外周组织细胞的脂蛋白颗粒，可被氧化成氧化低密度脂蛋白，当低密度脂蛋白，尤其是氧化修饰的低密度脂蛋白（OX－LDL）过量时，它携带的胆固醇便积存在动脉壁上，久了容易引起动脉硬化，是脑血管病的一个重要危险因素。因此低密度脂蛋白被称为坏胆固醇。

（金海峰）

78. 腰椎穿刺

是神经科常用的检查方法。穿刺针从第 4、第 5 椎间隙进针，到达蛛网膜下腔后抽取脑脊液进行检测，简便易行，操作安全。主要适用于颅内感染、CT 不能明确的疑似蛛网膜下腔出血、中枢神经系统炎症、脱髓鞘疾病及颅内转移瘤的诊断和鉴别诊断。

（耿介立）

79. 经颅多普勒

是用多普勒超声检测颅内脑底主要动脉的血流动力学及血流生理参数的一项无创性脑血管疾病检查方法,经颅多普勒(TCD)主要以血流速度的高低来评定脑血流状况。

(毛晓薇　韩　燕)

80. 脑血管造影

脑血管造影是 20 世纪 90 年代以来广泛应用于临床的一种崭新的 X 射线检查技术,需要向动脉内注入含碘造影剂。对造影剂所经过的血管轨迹连续摄片,通过电子计算机辅助成像为脑血管数字减影造影(DSA)。DSA 不但能清楚地显示颈内动脉、椎-基底动脉、颅内大血管及大脑半球的血管图像,还可测定动脉的血流量,已被应用于脑血管病检查,特别是动脉瘤、动静脉畸形等的定性、定位诊断。该技术不但能提供病变的确切部位,对病变的范围及严重程度亦可清楚地了解,为手术提供较可靠的客观依据。另外,对于缺血性脑血管病也有较高的诊断价值。DSA 可清楚地显示动脉管腔狭窄、闭塞、侧支循环建立情况等,对于脑出血、蛛网膜下腔出血可进一步查明导致出血的病因,如动脉瘤、动静脉畸形、动静脉瘘等。

(王乔树)

81. 脑电图

是通过在头皮上安放电极,利用脑电图描记仪将大脑自身微弱的生物电活动放大记录,得到有一定脑电波的曲线图,以帮助诊断疾病的一种现代辅助检查方法。它是癫痫诊断的利器,但是对脑供血检测无能为力。

(金海峰　郝　勇)

82. 脑电地形图

在脑电图技术的基础上,用计算机对脑电图信号进行二次处理,将曲线波形转变成能够定位和定量的彩色脑波图像。脑波的定量可用数字或颜色来显示，其图像类似二维 CT 平面，使大脑的变化与形态定位结合起来，更准确、更直观。

（于青云　张宇浩）

83. 肌电图检查

应用电子学仪器记录肌肉静止或收缩时的电活动，及应用电刺激检查神经、肌肉兴奋及传导功能的方法。对于肌肉、周围神经、神经肌肉疾病的定位及定性具有重要意义。

（全　超）

常用药物和治疗

以下为神经内科临床常用药物和治疗方法简述，读者可快速阅读和查找，实际运用请遵医嘱。

84. 阿司匹林

阿司匹林是一种用于预防脑梗死的经典老药，起初被用作解热镇痛药物，20世纪 60 年代，人们发现了它的抗血小板聚集作用，开始被用于缺血性心脑血管疾病的治疗。一般地说，小剂量(如 50～150 毫克)的阿司匹林就可以有很好的预防血栓的作用。需要注意的是阿司匹林也有一定的副作用，比如胃肠道不适、诱发出血等，患者需要在医生的评估下正确使用。

（金海峰）

85. 华法林

是全球应用最广泛的口服抗凝药之一，主要用于防治血栓栓塞性疾病以及心肌梗死的辅助用药。由于其抗凝作用可能会导致不良出血反应，因此使用华法林患者应遵循医嘱服药并且定期检测 INR(国际标准化比值，意义是方便统一用药标准)。

（王乔树）

86. 新型抗凝药

又称非维生素 K 拮抗剂(NOACs)。目前有 4 种 NOACs 可用于预防房颤脑卒中，分别为达比加群、利伐沙班、阿哌沙班和依度沙班。NOACs 人体耐受性良好，几乎无不良反应。主要不良反应为出血，可表现为轻微出血等，相比较于华法林无须常规监测 INR。

（王乔树）

87. 普拉克索

属于多巴胺受体激动剂，常用来治疗帕金森病，单独使用或与左旋多巴联用。可用于早发性帕金森病，或在疾病后期左旋多巴的疗效逐渐减弱和波动时应用。

（靳令经　王　刚）

88. 吡贝地尔

属于多巴胺受体激动剂，用于帕金森病、下肢慢性阻塞性动脉病所致间歇性跛行的辅助性治疗以及眼科的缺血性症状。单独使用或与左旋多巴联用。

（靳令经　王　刚）

89. 金刚烷胺

该药物可用于预防或治疗流感。也可用于治疗帕金森病、帕金森综合征及药物诱发的锥体外系反应。

（靳令经）

90. 甲钴胺

该药物是一种内源性的辅酶 B_{12}，参与一碳单位循环，可促进卵磷脂的合成和神经元髓鞘的形成，主要适用于周围神经病变的治疗。

（靳令经）

91. 鼠神经生长因子

该药物是小鼠颌下腺中提取的神经生长因子，为注射剂型。能促进神经系统损伤后的修复，主要适用于周围神经病变的治疗。

（靳令经）

92.　呋喃硫胺

该药物是维生素 B_1 的活性型衍生物，主要适用于维生素 B_1 缺乏以及周围神经炎、消化不良等疾病的辅助治疗。

（靳令经）

93.　左旋多巴

是目前治疗帕金森病最常用的药物，被称为"金标准"，对运动困难的患者有帮助，也能改善僵硬和震颤。最常见的短期副作用是恶心、头晕和困倦感，长期副作用为运动并发症。

（靳令经　王　刚）

94.　肉毒毒素

是肉毒杆菌产生的神经毒素，引起肌肉松弛、麻痹。A 型肉毒毒素可用于美容除皱和治疗肌张力障碍、抗痉挛等。

（靳令经　王　刚）

95.　苯海索

是抗胆碱能药，能帮助控制震颤，副作用有头晕、意识模糊、口干、视物模糊、恶心、排尿困难或排便困难。

（靳令经　王　刚）

96.　阿立哌唑

一种非典型抗精神病药，常用于治疗精神分裂症，也可尝试治疗肌张力障碍，偶可引起直立性低血压。

（靳令经　王　刚）

97. 喹硫平

对多种神经递质受体有作用。用于精神分裂症、双相情感障碍的躁狂发作，也可以缓解痴呆患者的躁动症状和帕金森病患者的异动症。

（靳令经　王　刚）

98. 氯硝西泮

主要用于治疗癫痫、惊厥、焦虑和失眠，对舞蹈症、药物引起的多动症、僵人综合征、肌阵挛也有一定疗效。

（靳令经　王　刚）

99. 迷走神经刺激术

是通过外科手术将线圈放在患者左颈部的迷走神经上，并且将刺激装置埋在胸前，在此后患者每次就诊时，医护人员透过仪器来调整刺激装置中的参数与模式，机器就会依照设定好的模式自动刺激迷走神经来达到控制癫痫发作的目的。

（于青云　张宇浩）

100. 血浆置换

一种体外血液净化技术，能减少血液中的有害物质，清除大分子量的蛋白质，如异源性蛋白质、过敏原、自身抗体，以及脂溶性（或水溶性）药物、毒物等。

（靳令经）